傳統民俗療法 5

神奇貼敷療法

安在峰・編著

品冠文化出版社

叢書總序

中國傳統醫學是千百年來歷代名醫智慧的結晶，是祛病健身、延年益壽取之不盡的大寶庫。對一些常見病，中國醫學積累了許多簡易有效的傳統療法。

本套「傳統民俗療法」叢書，挖掘、整理、精編了散在於民間及各種醫書中的傳統療法，並用簡明的文字、清晰的圖解介紹給讀者，以便大家選用。

叢書包括《神奇刀療法》《神奇拍打療法》《神奇拔罐療法》《神奇艾灸療法》《神奇貼敷療法》《神奇薰洗療法》《神奇耳穴療法》《神奇指針療法》《神奇藥酒療法》《神奇藥茶療法》等。

希望叢書能給您和您的親人解除病痛，給您的家庭帶來幸福。

【前　　言】

貼敷療法是中醫臨床外治諸法中獨具特色的一種療法，以其用藥易得、使用簡便、適用性廣、毒副作用少、效用顯著、實用性強的特點，頗受醫家、患者及廣大群衆的重視。

本書本著遍採古今、務求實用的原則，從挖掘、整理、繼承、提高的角度出發，查找了大量的文獻和資料，通過比較分析，結合研究心得，取其精華，編撰成本書，以冀廣大讀者能從中得到一些有益的啓迪和實在的幫助。

全書共分兩篇。上篇爲總論，主要介紹貼敷療法的概況、治療原理、貼敷藥的劑型與制備方法及注意事項。下篇爲各論，對內科、外科、骨科、皮膚科、婦科、兒科和美容各科的83種常見病的治療方法作了詳細闡述。

書中附貼敷方600首，每方均對主治、用藥、用法、療效等進行詳盡介紹。在介紹時，力求通俗易懂，易於選用，用之見效。

由於筆者學術水平有限，本書的缺點在所難免，敬請廣大讀者批評指正。

編著者

目　錄

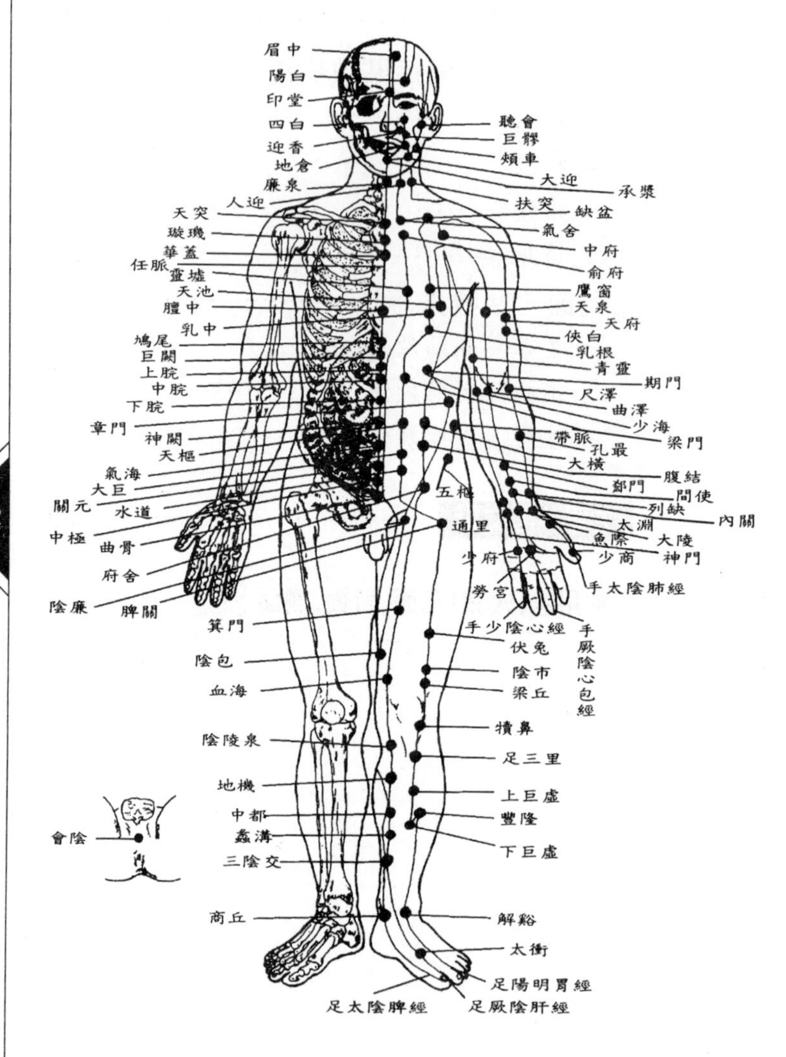
眉中
陽白
印堂
四白
迎香
地倉
廉泉
人迎
天突
璇璣
華蓋
任脈
靈墟
天池
膻中
乳中
鳩尾
巨闕
上脘
中脘
下脘
章門
神闕
天樞
氣海
大巨
關元
水道
中極
曲骨
府舍
陰廉
髀關
聽會
巨髎
頰車
大迎
承漿
扶突
缺盆
氣舍
中府
俞府
膺窗
天泉
天府
俠白
乳根
青靈
期門
尺澤
曲澤
少海
梁門
帶脈
孔最
大橫
腹結
郄門
間使
列缺
內關
太淵
魚際
大陵
少商
神門
少府
手太陰肺經
勞宮
五樞
通里
手少陰心經
手厥陰心包經
箕門
伏兔
陰包
陰市
血海
梁丘
犢鼻
陰陵泉
足三里
地機
上巨虛
中都
豐隆
蠡溝
下巨虛
三陰交
會陰
商丘
解谿
太衝
足陽明胃經
足太陰脾經
足厥陰肝經

常用經、穴圖（正面）

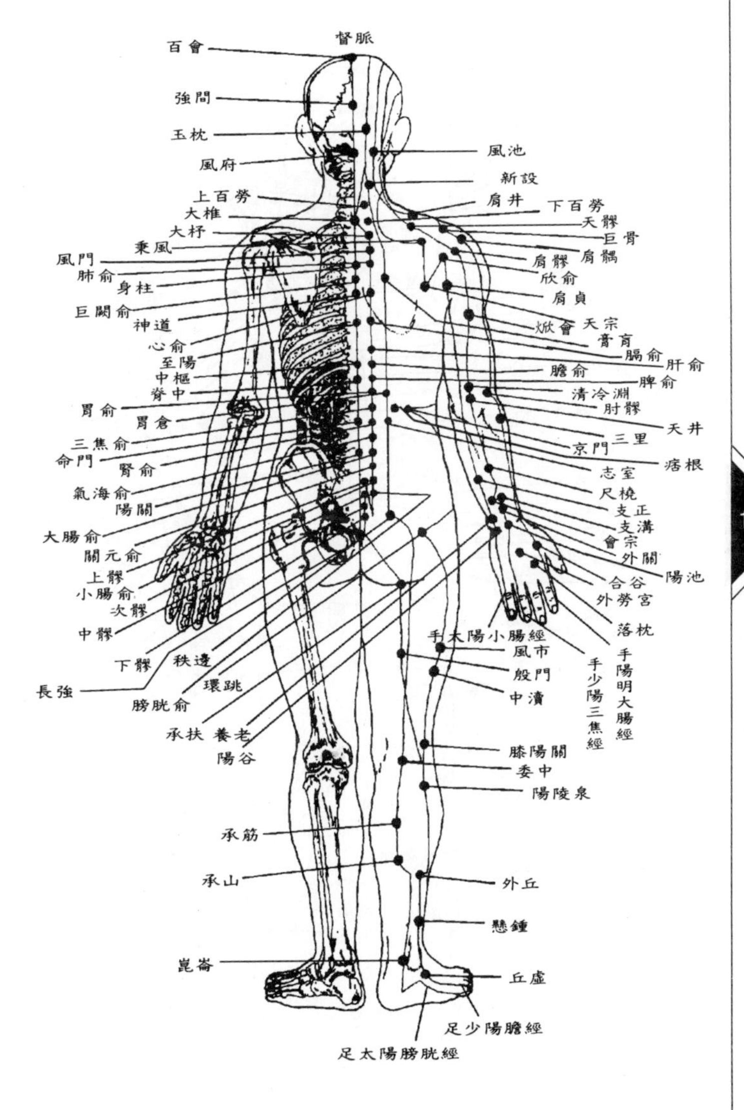
督脈
百會
強間
玉枕
風府
風池
新設
上百勞
肩井
下百勞
大椎
天髎
大杼
巨骨
秉風
肩髃
風門
肩髎
肺俞
欣俞
身柱
肩貞
巨闕俞
神道
天宗
心俞
膏肓
至陽
膈俞
肝俞
中樞
膽俞
脊中
脾俞
清冷淵
胃俞
肘髎
胃倉
天井
三里
三焦俞
京門
命門
痞根
腎俞
志室
氣海俞
尺橈
陽關
支正
支溝
大腸俞
會宗
關元俞
外關
陽池
上髎
合谷
小腸俞
外勞宮
次髎
中髎
落枕
手太陽小腸經
下髎
秩邊
風市
長強
殷門
環跳
中瀆
膀胱俞
手少陽三焦經
手陽明大腸經
承扶
養老
陽谷
膝陽關
委中
陽陵泉
承筋
承山
外丘
懸鍾
崑崙
丘虛
足少陽膽經
足太陽膀胱經

常用經、穴圖（背面）

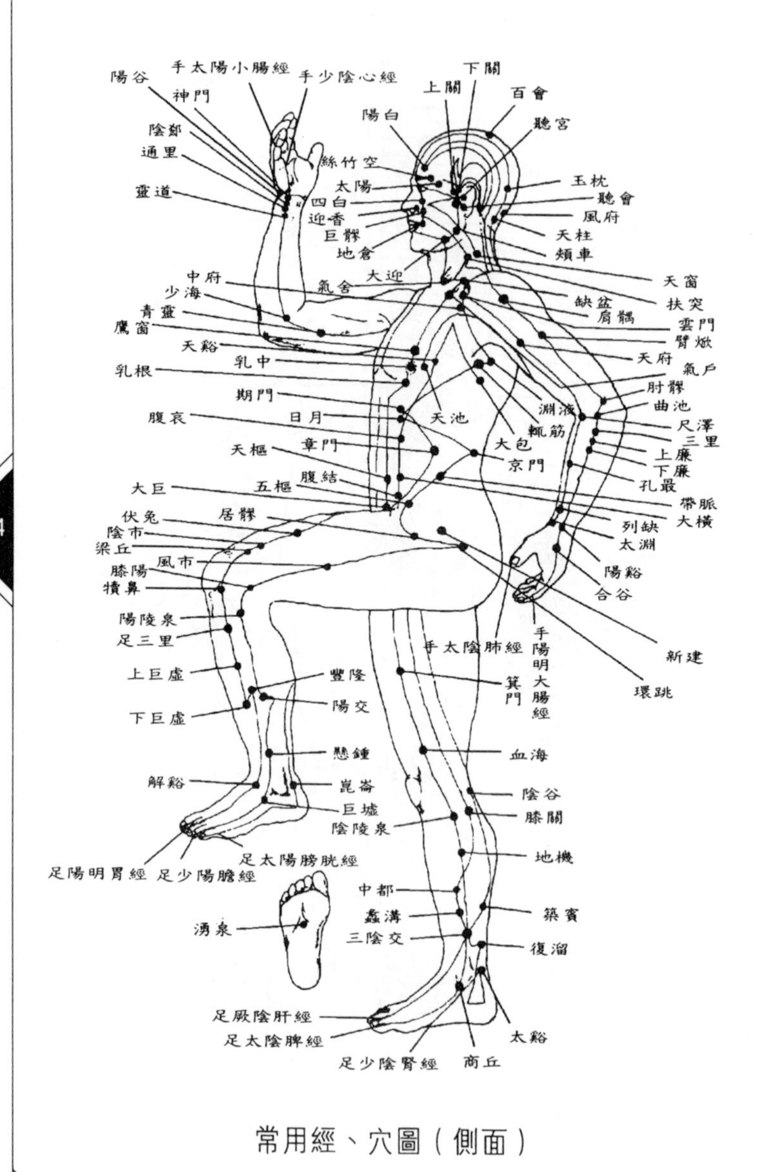
手太陽小腸經
手少陰心經
陽谷
神門
陰郄
通里
靈道
下關
上關
百會
陽白
聽宮
絲竹空
太陽
四白
迎香
巨髎
地倉
大迎
玉枕
聽會
風府
天柱
頰車
天窗
扶突
中府
少海
青靈
膺窗
天谿
乳中
乳根
期門
日月
腹哀
章門
天樞
腹結
五樞
大巨
氣舍
缺盆
肩髃
雲門
臂臑
天府
氣戶
肘髎
淵液
曲池
天池
輒筋
尺澤
三里
大包
京門
上廉
下廉
孔最
帶脈
大橫
列缺
太淵
陽谿
合谷
居髎
伏兔
陰市
梁丘
風市
膝陽
犢鼻
陽陵泉
足三里
上巨虛
豐隆
陽交
下巨虛
懸鍾
解谿
崑崙
巨墟
手太陰肺經
手陽明大腸經
新建
環跳
箕門
血海
陰谷
膝關
陰陵泉
足太陽膀胱經
足陽明胃經
足少陽膽經
地機
湧泉
中都
蠡溝
三陰交
築賓
復溜
足厥陰肝經
足太陰脾經
足少陰腎經
商丘
太谿

常用經、穴圖（側面）

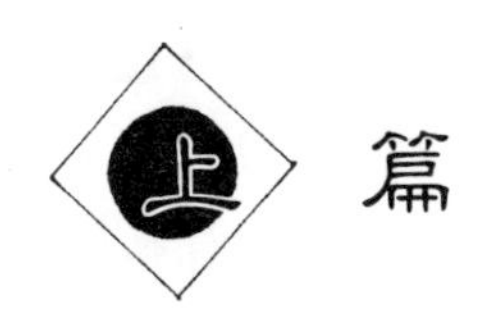

總　論

第一節　貼敷療法簡介

貼敷療法是中醫常用的臨床外治方法之一。它是將各種不同的藥物製成鮮藥泥劑、藥汁劑、藥液劑、水膏劑、醋膏劑、酒膏劑、油膏劑等，貼敷於患部或一定的穴位上，通過藥力作用於肌表，內傳於經絡、氣血、臟腑及局部病灶，從而達到治療疾病的一種方法。

貼敷療法廣泛運用於臨床各科，如內科、外科、骨科、皮膚科、婦科、兒科及美容等。本法操作簡單，取材方便，費用低廉，安全無痛苦，是值得推廣、普及的一種外治的方法。

貼敷療法在我國有著悠久的歷史，早在原始社會時期，人類就開始用樹葉、草莖之類貼敷傷口，而逐漸發現有些植物貼敷能減輕疼痛和止血，甚至可加速創傷的癒合，從而產生了貼敷療法。

《五十二病方》是馬王堆出土的帛方，全書現存的283方中，就有敷貼方，是敷貼療法的最早文學史料。《內經》中也有外敷治療疾病的方法，《靈樞·癰疽》指出：「發於腋下赤堅者，名曰朱疽，治之以砭石，欲細而長，疏砭之，塗以豕膏，六日已」。晉代外敷療法已成熟，廣泛應用各種疾病，《肘後備急方》中有詳細記載：「治寒熱諸病」、「臨發時，搗大附子、下篩，以苦酒和之，塗背上」。「葛氏療癰發數十處方：取牛失燒搗末，以雞子白和塗之，干復易，神效」。

宋代的《太平聖惠方》有「治療腰腳風痹冷痛有風，川烏頭3個去皮臍，為散；塗帛貼，須臾即止」的記述。明代的李時珍在《本草綱目》中，有許多貼敷療法的記載，其中的吳茱萸貼足心治療口舌生瘡，至今仍在沿用。清代的吳尚先廣泛搜集、整理前人的經驗，在《理瀹駢文》中載有外敷方藥近200首，涉及內、外、婦、兒、五官等科病證。

中華人民共和國成立以後，中醫學出現了嶄新的面貌，貼敷療法也獲得了蓬勃發展。尤其是近年來，隨著高科技領域的不斷發展，經廣大醫務工作者的挖掘、整理、總結、提升、不斷改進和完善，貼敷療法發展更為迅速，如用芒硝和大蒜外貼阿是穴，治療闌尾炎或炎性包塊；用蓖麻子仁搗爛，貼敷於頭頂百會穴，治療子宮下垂及脫肛等療效顯著。

目前隨著貼敷理論與臨床研究的不斷深入，在繼承的基礎上不斷總結經驗，歷經創新、改進，使貼敷療法的療效更加提高，應用範圍更為廣泛，貼敷療法已涉獵臨床急症、內科、外科、婦科、兒科、骨傷科、皮膚科等病證幾百種，幾千方。且劑型較前也有所創新，現集諸家之長，融中西藥於一體，製備出新一代不同劑型的貼劑、軟膏、硬膏等。如臨床廣泛應用的麝香虎骨膏，外貼治療肌肉勞損、扭挫傷、風濕、類風濕性關節炎、骨質增生及暈車等；用心舒寧膏外貼治療冠心病等，都有較好的療效。

貼敷療法不但在國內影響廣泛，而在國外也逐漸興起，越來越多地為人類所接受。如德國慕尼黑大學醫學部發明的避孕藥膏，貼在腋下，可收到避孕的良好效果。日本大正株式會社研製的中藥貼膏，深受歡迎。這充分證明，貼敷療法已被越來越多的國家所認可，它正以其獨特的治療作用，為人類的健康作出更大的貢獻。

第二節　貼敷法的治療原理

貼敷療法是通過藥力作用於肌表，內傳經絡、氣血、臟腑，達到祛邪扶正、疏暢氣機、活血化瘀、調理臟腑之目的。因此，此法不僅用於治療局部病變，而且廣泛用於治療全身性疾病，在臨床各科治療中占有重要地位。

現代研究認為，影響藥物透皮吸收的因素除藥物的理化性質和藥理性質外，還與皮膚固有的可透性有密切的關係，而角度層是透皮吸收的主要屏障，貼敷劑一般是以水為基質的，含有一定的水分，其濕度對皮膚非常適宜，因此有助於表皮的水合作用和角質軟化，加速藥物的滲入。因而認為，皮膚吸收藥物的主要途徑為：

一是通過動脈通道。角質層轉運和表皮深層轉運，而被吸收的藥物通過一定的途徑進入血液循環。

二是水合作用。藥物貼敷於體表局部形成一種汗水難以蒸發擴散的密閉狀態，使角質層含水量提高。角質層經水合作用後，可膨脹呈多孔狀態，易於藥物穿透，局部血液循環加速。

三是表面活性劑作用。貼敷藥物中所含的鉛皂等是一種表面活性劑，可促進被動擴散的吸收，增加表皮類脂膜對藥物的透過率。

四是芳香藥物的促進作用。貼敷藥物中的芳香類藥物，具有較強的穿透性和走竄性，可使皮質類固醇透皮能力提高8～10倍。

貼敷藥物的性能、氣味、厚薄、歸經及藥理作用，是貼敷療效是否確切的重要環節。貼敷藥物常以性味峻烈的猛藥，或以新鮮採集、未加炮製、氣味俱厚的生藥，或以氣味芬芳、性善透竄的香藥摻入各種貼敷藥中，能夠快速地發揮藥理作用。

貼敷藥物可直接作用於體表穴位或表面病灶，使局部血管擴張，加速血液循環，起到活血化瘀、清熱拔毒、消腫止痛、止血生肌、消炎排膿、改善周圍組織營養的作用。還可使藥性通過皮毛腠理由表入裡，或通過刺激穴位，以疏通經絡，循經絡傳至臟腑，以祛濕散寒，調節臟腑氣血陰陽，補虛瀉實，扶正去邪，從而達到治癒全身疾病的目的。

貼敷療法的作用機制，除以上幾個方面外，可能還有許多，但無論其機制如何，其關鍵是離不開辨證論治，理、法、方、藥。因此，進行貼敷療法的研究與實踐，必須以中醫理論基礎為指導，以治病、防病、養生為原則，在具體作用機制的具體環節上狠下功夫，才能在這一療法上有所大的成就。

第三節　貼敷藥的劑型與製備方法

貼敷藥是將藥物製劑直接貼敷在肌表，使藥力發揮作用。常用的有鮮藥泥劑、鮮藥汁劑、藥液劑、藥糊劑、藥膏劑和膏藥等6種劑型。其製備方法有搗碓法、壓軋法、煎煮法、調和法和熬製法等。現按劑型分別介紹如下：

一、鮮藥泥劑

將新採集的鮮生藥，用水洗潔淨後，切碎放入碓臼中，用碓搥反覆搗擊，將藥物搗爛成為泥狀製劑（圖1）。

〔應用方法〕

敷於一定的部位、穴位或患處，外蓋油紙、紗布，膠布固定，藥乾後更換新藥（圖2）。

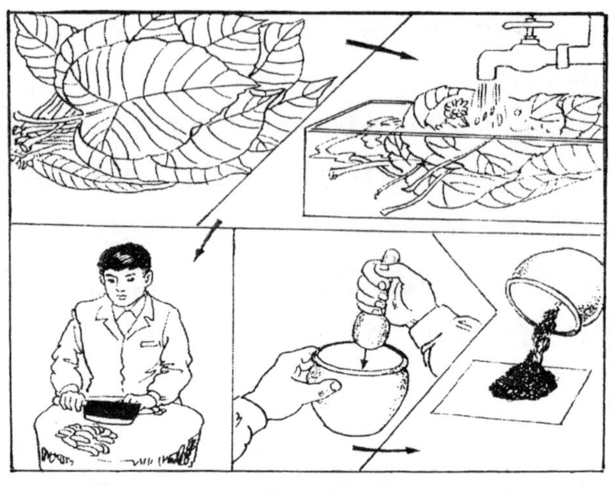

圖1

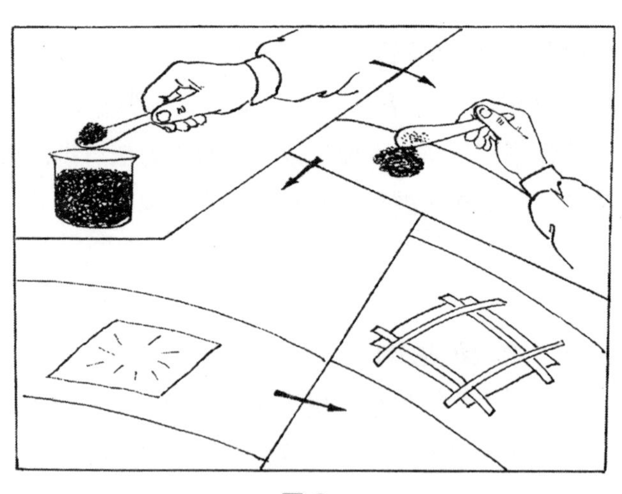

圖2

〔**製劑特點**〕

製作方法簡便，藥量增減易於掌握，製劑呈泥狀。由於藥易變質，一般地要現用現製。

〔**製劑功效**〕

具有消腫、瀉熱、拔毒的功效。

二、鮮藥汁劑

將新採集的鮮生藥，洗淨後切碎，放入碓臼中搗爛成藥泥狀後，將藥泥倒在紗布上，用紗布將藥泥裹緊進行擠壓，使藥汁從藥泥裡排出，盛於器具內，而製成藥汁劑（圖3）。

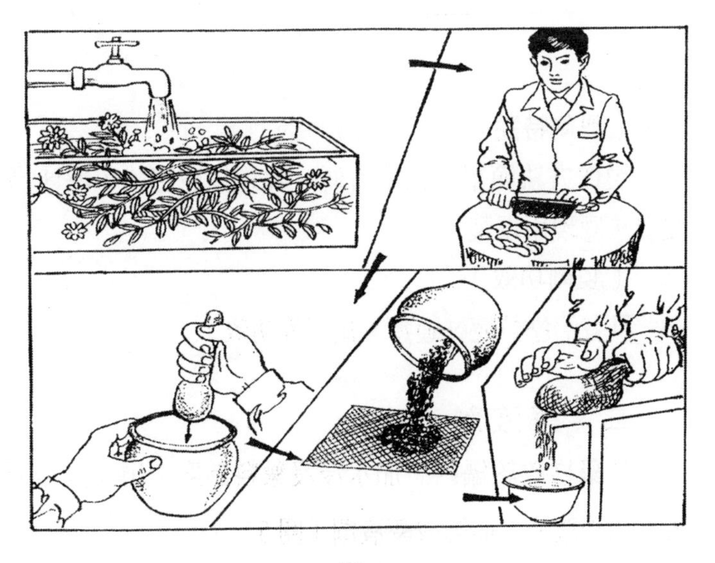

圖 3

〔**應用方法**〕

將紗布或脫脂棉在鮮藥汁裡浸泡後，用浸過的紗布或脫脂棉敷於一定的部位、穴位或患處，外蓋油紙或塑料薄膜，膠布固定（圖4）。

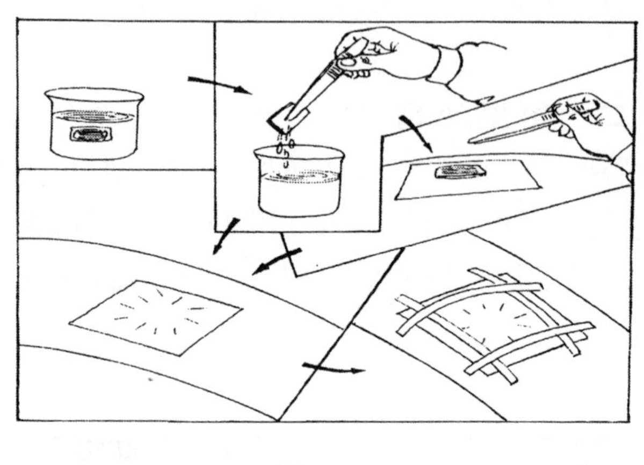

圖4

〔**製劑特點**〕

製作方法簡單，應用方便。製劑呈液體狀。藥汁易變質，應現用現製。

〔**製劑功效**〕

具有治療熱症、腫毒、損傷等功效。

三、藥液劑

將藥物放於鍋內，加水浸沒藥料為度，用文火煎煮後，去渣取液，而製成藥液劑（圖5）。

〔**應用方法**〕

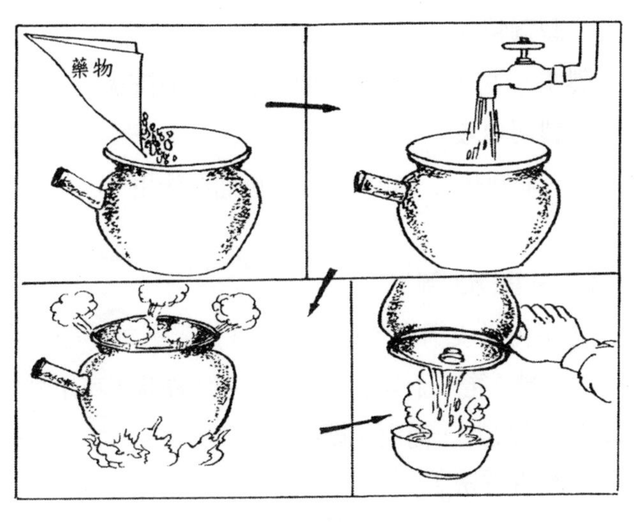

圖 5

將紗布或脫脂棉在藥液裡浸泡後，用浸過的紗布或脫脂棉敷於一定的部位、穴位或患處，外蓋油紙或塑料薄膜，膠布固定（圖6）。

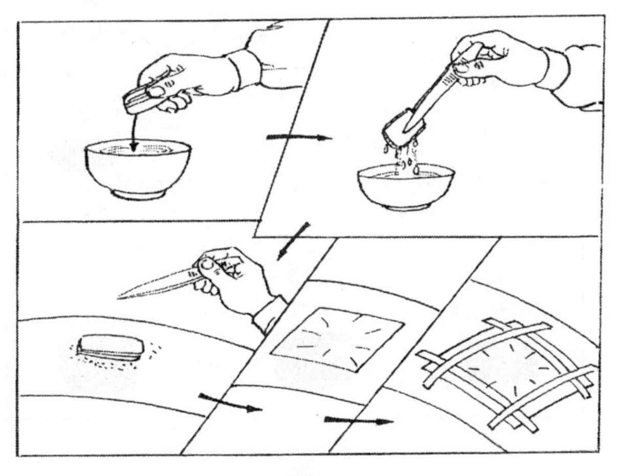

圖 6

〔製劑特點〕

製作方法簡便，應用方便。製劑呈液體狀。

〔製劑功效〕

具有消腫袪炎、止癢、保護創面的作用。

四、藥糊劑

將藥物研成細末，在藥粉末裡加上調劑（如：水、油、酒、醋、蜜、茶等）調和均勻製成糊狀，或用鮮藥汁與麵粉調成糊狀，而製成糊劑（圖7）。

〔應用方法〕

塗敷於一定的部位、穴位或患處。外蓋油紙、紗布或塑料薄膜，膠布固定（圖8）。

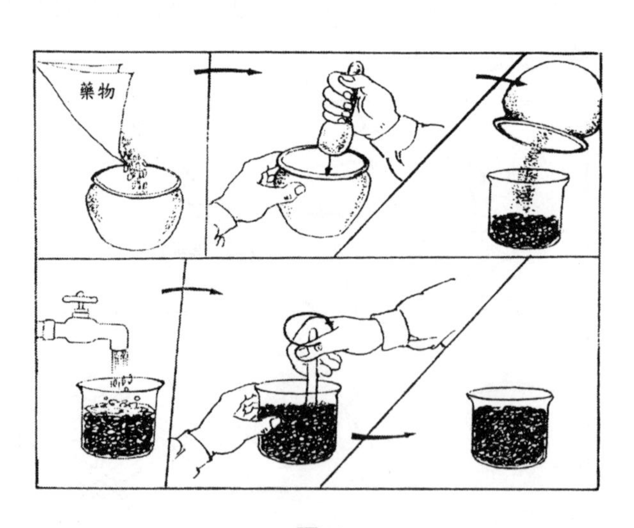

圖7

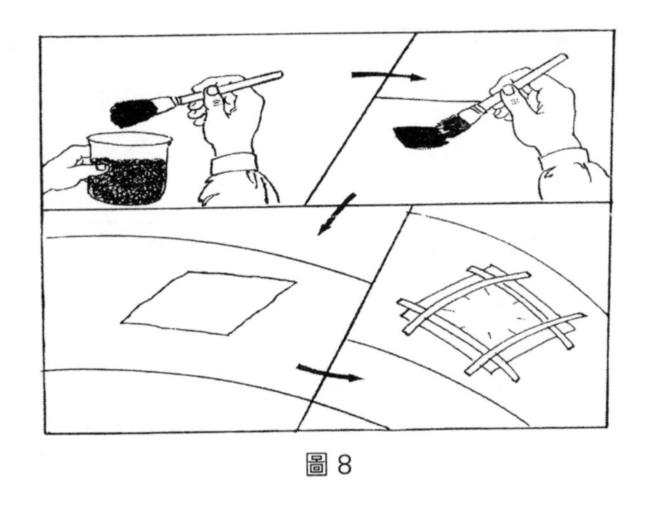

圖 8

〔**製劑特點**〕

製作方法簡單，應用方便。製劑呈糊狀。以水為調劑的稱為水糊膏；以油為調劑的稱為油糊膏；以酒為調劑的稱為酒糊膏；以醋為調劑的稱為醋糊膏；以蜜為調劑的稱為蜜糊膏；以茶為調劑的稱茶糊膏等。

〔**製劑功效**〕

具有消炎止癢、吸水、保護創面等作用。對熱症、腫毒、損傷等療效顯著，有健膚活絡、消腫瀉熱的功效。

五、藥膏劑

藥膏劑是一種硬糊劑。是將藥粉直接和油脂類（如：豬油、羊油、松脂、麻油、黃白蠟、蛋清、飴糖、凡士林等）調和均勻，製成硬糊狀，而成為膏劑的（圖

9）。

〔**應用方法**〕

將藥膏攤於棉墊或桑皮紙上，貼於一定的部位、穴位和患處，膠布固定（圖 10）。

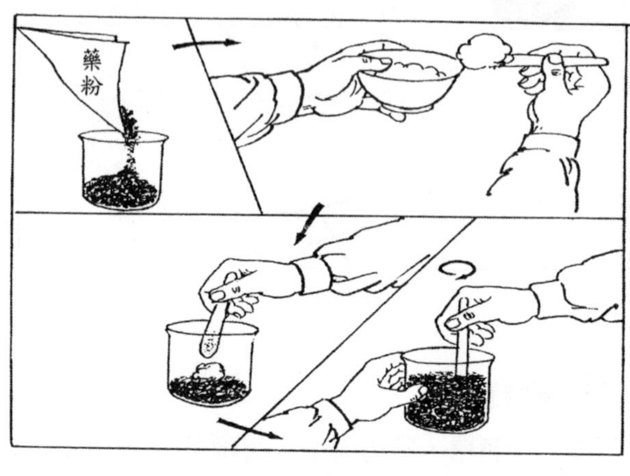

圖 9

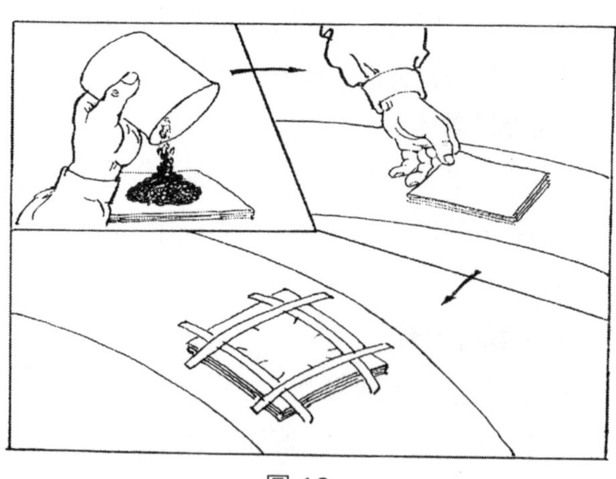

圖 10

〔製劑特點〕

製劑柔軟，滑潤，穿透性強，塗展性好，對皮膚無刺激性，製劑呈半固體狀，統稱油膏。

〔製劑功效〕

臨床使用廣泛，多用於乾燥肥厚性皮膚病以及少許濕潤的創面。

六、膏 藥

膏藥古稱為薄貼，是將藥粉配合香油、黃丹或蜂蠟等基質煉製而成的硬膏，再將藥膏攤塗在一定規格的布、皮、桑皮紙等上而成（圖 11）。

〔應用方法〕

將膏藥烤軟，然後進行搓揉，將四周藥料調抹厚薄

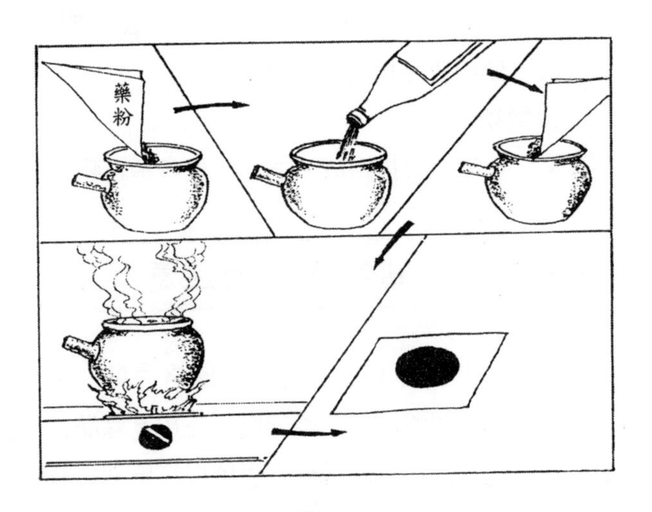

圖 11

勻稱後，貼於一定的部位、穴位或患處（圖 12）。

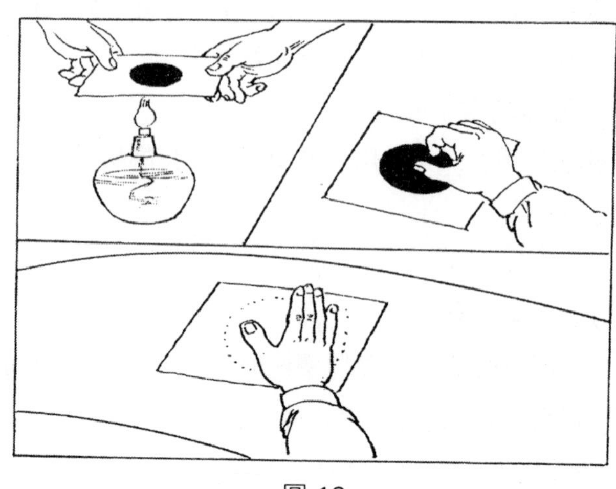

圖 12

〔**製劑特點**〕

遇溫則烊化而且有黏性，能黏貼在患處，應用方便，藥效持久，便於收藏攜帶，經濟節約。

〔**製劑功效**〕

膏藥有較多的藥物組成，適合治療多種疾病。

第四節　貼敷療法的注意事項

1. 所貼部位、穴位或患處，要嚴格消毒，注意藥膏的軟硬度或貼敷物的涼熱，破口處可先用高錳酸鉀溶液洗淨膿血，拭乾後再進行貼敷。在患處或紅腫部位及有關部位、穴位、竅穴處貼敷時，先用 75%酒精消毒後再貼敷。

2. 貼敷穴位時，貼敷穴位不宜過多，每穴藥量宜小，貼敷面積不宜過大，時間不宜過久，以免引起其它不良反應。貼敷後若發生瘙癢，可在貼敷物外面按摩。

3. 藥物貼敷臍部時，應把臍部擦洗乾淨後再貼敷。用膏貼時，溫度不可過熱，刺激性大的藥物或有臍病、臍部感染者禁用。

4. 使用膏劑貼敷時，應防藥膏因乾燥而造成裂傷皮膚、引起疼痛或潰爛。若為硬膏，貼前應將膏藥加溫，微烤後再貼。注意溫度要適當，避免過涼黏貼不牢和過熱燙傷皮膚。

5. 在熱敷時，要注意溫度不宜過高，以免燙傷皮膚，出現其它意外；過低則影響療效。

6. 患處因貼敷而發生水疱、潰爛，可將貼敷物取下，塗以龍膽紫藥水。大的水疱應以消毒針挑破，流盡液體，再塗紫藥水，破潰的水疱應塗以消炎軟膏，外用無菌紗布包紮，以防感染。

7. 注意保暖，預防受涼。本法一般在室內進行，冷天或嚴寒季節進行貼敷時，室內宜加溫，或覆蓋衣被保溫。

8. 貼敷藥物後，要覆蓋固定，以防脫落或藥物流失。

9. 正確掌握貼敷時間；冰敷時間不宜過長，一般在 20 分鐘左右。小兒皮膚薄嫩，不宜使用刺激性過強的藥物，敷藥時間不宜過長。

10. 正確掌握貼敷對象。對五官病患者熱敷應特別小心，要無菌操作。對皮膚破損以及藥物過敏體質者，不宜使用藥物貼敷。孕婦禁用麝香類有墮胎或副作用的藥物，以免引起流產或影響胎兒發育。治療中出現不良反應，如疼痛、變態反應、病情加重等現象，應立即撤去藥物。對某些病情凶險、來勢急驟、證候複雜的危重病人，或對某些一時難以確診者，不要盲目用藥物貼敷，以免延誤治療。

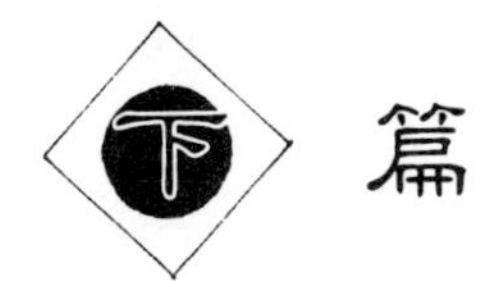

下篇 各論

第一節 內科病症貼敷療法

一、感冒

感冒也叫傷風，是由感冒病毒引起的急性上呼吸道炎症，一年四季都可能發生，以冬春季多見，氣候驟變時發病，受涼、潮濕、疲勞時容易誘發。其臨床主要表現為鼻塞、流清涕、嗓子乾痛、聲重、咳嗽、打噴嚏等上呼吸道症狀較為明顯，而發冷、發燒等全身症狀較輕。屬中醫學「傷風」「感冒」的範疇。

中醫學將其分為風寒和風熱兩型。風寒型主要表現為惡寒重，發熱輕，流涕，無汗；風熱型則惡寒輕，發熱重，咽痛，出汗。

治療感冒有以下幾種特效的貼敷方法：

方法 1 丁香蔥泥膏敷手心

用於：治療風寒感冒初起。

處方：胡椒 7 粒，丁香 7 粒，蔥白 1 段。

用法：將胡椒、丁香研末，以蔥白搗成蔥泥，再將藥末與蔥泥混合，敷於兩手心，合掌夾於兩大腿間，蓋被臥床休息。每日1次，每次30～60分鐘，1～3日為1療程。

療效：一般地出汗則癒。多數患者治療1次即癒。

方法2 薑汁白芷糊敷太陽穴

用於：治療風寒感冒初起的輕證。

處方：白芷6克，生薑適量。

用法：將白芷研末，生薑軋取汁，以薑汁調白芷末，調成糊狀，塗敷於太陽穴，每日數次，每次15～30分鐘，1～3日為1療程。

療效：一般用藥2日可癒。

方法3 薑橘蔥泥包敷痛處

用於：治療全身關節酸痛的風寒感冒。

處方：橘子葉、老薑、蔥白各等份。

用法：將上藥用酒炒熱，前兩味研成細末，蔥白搗成泥，藥末蔥泥混勻，用布包敷於痛處。每日數次，每次30～60分鐘，1～3日為1療程。

療效：一般用藥1～2次可使關節不痛，1～2日療效顯著。

方法4 地龍麵糊餅貼囟門

用於：治療小兒風熱感冒。

處方：活地龍10條，白糖、麵粉各適量。

用法：將地龍入碗內，撒上白糖，片刻地龍體液外滲而死，入麵粉，調或糊膏，製成直徑3公分的藥餅2

個，分別貼於囟門和神闕穴上。每次貼 4～6 小時，每日 2 次，2～3 日為 1 療程。

療效：一般用藥 1 個療程可見明顯療效。

方法 5 銀翹散敷神闕穴

用於：治療風熱感冒。

處方：銀花 4 克，連翹 4 克，桔梗 2.4 克，荊芥 1.6 克，薄荷 2.4 克，牛蒡子 2.4 克，淡豆豉 2 克，甘草 2 克，竹葉 1.6 克。

用法：將上藥共研細末過篩，取藥粉適量，紗布包裹，敷於神闕穴，包紮固定。每次敷藥 4～6 小時，每日 2 次，3～4 日為 1 療程。

療效：據《中醫外治集要》載，用此法治療 2～3 天 16 例，均治癒。

方法 6 傷寒通治膏貼膻中穴

用於：治療四時感冒。

處方：麻黃（去節）120 克，柴胡 30 克，當歸 30 克，黨參 30 克，赤芍 120 克，甘草 120 克，朱砂 15 克，雄黃 15 克。

用法：將上藥用麻油熬，黃丹收膏，冷卻備用。用時蒸軟貼膻中穴處。每次 4～6 小時，1 日 2 次，3 日為 1 療程。

療效：據報導用此法治療 32 例，用藥 2～3 天均治癒。

方法 7 澤蘭泥膏貼太陽、大椎等穴用於：預防和治療流行性感冒。

處方：水澤蘭葉 15 克，黃皮果樹葉 15 克，魚腥草 15 克，生薑 10 克，大蒜 10 克，蔥白 10 克。

用法：上藥鮮用，共搗成泥狀，分別貼於太陽、大椎、湧泉穴，蓋以紗布，膠布固定。每次 4～6 小時，每日 1 次，1～3 日為 1 療程。

療效：一般用藥 1 次，待汗微出即癒。

方法 8 芭蕉鹽泥膏敷中庭、巨闕穴

用於：治療感冒發燒。

處方：芭蕉根 500 克，食鹽 30 克。

用法：將鮮芭蕉根和食鹽共搗爛成為泥膏，用紗布包裹，敷於中庭、巨闕穴。乾後更換新藥，直至體溫降至正常為止。

療效：此法療效顯著。

方法 9 菖蒲瓜蔞泥餅貼上、中脘二穴

用於：治療感冒而形成的結胸、心下硬滿疼痛、手不可近者。

處方：水菖蒲 120 克，生薑 100 克，全瓜蔞 1 枚，食鹽 60 克。

用法：將上藥搗成泥狀，製成直徑 4 公分左右的圓餅，放籠上蒸熱，將藥餅貼於上脘、中脘二穴上，另用麥麩炒熱，布包放於藥餅上熨之。

療效：一般地用藥 1 次，腹內有響聲即癒。

方法 10 柴胡當歸散敷臍

用於：治療婦女月經期感冒。

處方：柴胡 10 克，當歸 6 克，川芎 6 克，白芍 9 克，桂枝 5 克。

用法：將上藥共研成細末，取藥粉於臍孔中，外用膠布固定。每日換藥 1 次。若患者寒凝血瘀，下腹脹痛者，加桃仁末 9 克，蔥泥適量。

療效：一般用藥 2～3 日可痊癒。

二、支氣管炎

支氣管炎是由於氣管和支氣管受病毒或細菌的感染而引起的，也可因物理性、化學性因素如毒氣、煙霧、灰塵、寒冷空氣等刺激引起發病，或是由於某些傳染病所產生的合併症。急性支氣管炎常與感冒、流行性感冒等同時發生，主要症狀是咳嗽，較重的患者可有發燒、無力、胸骨壓痛、胸悶、氣促等症狀。急性支氣管炎如反覆發作可變成慢性支氣管炎。本病屬於中醫學的「咳嗽」範疇。

治療支氣管炎，有以下幾種特效的貼敷方法：

方法 1 冰片油紙貼膻中穴

用於：治療支氣管炎。

處方：冰片 3 克，凡士林適量。

用法：將冰片研成細末，用等量凡士林調勻，塗在油紙上，貼於膻中穴，用紗布固定，並持續熱敷。每 12 小時換藥 1 次，5～10 日為 1 療程。

療效：據報導，用此法治療支氣管炎 8 日 7 例，4 例痊癒，2 例有效，1 例好轉。

方法 2 瓜蔞貝母膏貼肺俞等穴

用於：治療痰熱咳嗽。

處方：瓜蔞 1 個，青黛 15 克，貝母 50 克。

用法：將上藥共研細末，以蜂蜜調成膏，分別攤貼於肺俞、大杼、後谿等穴，紗布包紮，每日 1 換，3～5 日為 1療程。

療效：據報導用此法治療痰熱咳嗽 93 例，痊癒 87 例，明顯療效 3 例，有效 2 例，好轉 1 例，平均治療 4 天。

方法 3 麻黃細辛散敷臍

用於：治療風寒咳嗽。

處方：麻黃 5 克，白芥子 5 克，肉桂 5 克，細辛 3 克，半夏 3 克，丁香 0.5 克。

用法：將上藥共研成細末，先將臍部以 75%酒精消毒後，取藥末納入臍內，蓋以紗布，膠布固定，每日 1 換，直到病癒。

療效：一般用藥 4～5 天可收到明顯的療效。

方法 4 茱萸肉桂敷臍

用於：治療肺虛寒所致痰濕咳嗽。

處方：吳茱萸 15 克，肉桂 30 克，丁香 15 克，冰片 1 克。

用法：將上藥共研成細末，裝入有色瓶內密封備用。北方患者於白露節後，南方患者於寒露節後，取藥粉適量填入臍中，以臍滿為度，外用膠布或傷濕止痛膏貼封。2～3日1換，10次為1療程。

療效：一般治療1個療程可見顯效。

方法5 青黛貝母膏貼肺俞等穴

用於：治療久咳、熱嗽、乾咳、虛癆咳嗽。

處方：貝母50克，青黛15克，瓜蔞1枚，蜂蜜120克。

用法：先將貝母、青黛合碾為末，再將瓜蔞搗爛。放蜂蜜入鍋內加熱，除去浮沫，入以上藥末，調和如膏。用時將膏貼在肺俞、大杼、後谿穴上，蓋以紗布，膠布固定，每日1換。3～5日為1療程。

療效：一般治療1個療程，可見明顯療效。

三、支氣管哮喘

支氣管哮喘是一種常見的發作性的呼吸道過敏性疾病。多由於氣候、化學物質、食物、精神、內分泌或內在炎症等原因的刺激引起支氣管痙攣，而出現的陣發性喘吸性呼吸困難。一般有季節性或季節性加重。常先有噴嚏、咽喉發癢、胸悶等先兆症狀。發作時胸悶、出汗、喉鳴、呼吸困難，不能仰臥、張口抬肩。發作終了時咳出透明黏液痰。本病屬於中醫學的「哮證」「喘證」「痰飲」的範疇。

治療支氣管哮喘，有以下幾種特效的貼敷方法：

方法 1 止喘膏貼大椎等穴

用於：治療痰聲漉漉，喘息抬肩的哮喘。

處方：白芥子 90 克，輕粉 10 克，白芷 30 克，蜂蜜適量。

用法：先將白芥子、白芷研末，再將輕粉研為細末，與上藥末混合，加入蜂蜜煉去浮沫調和，軟硬適度，製成圓餅如五分錢硬幣大。先用淨布蘸濃薑汁用力擦大椎、風門、定喘穴至極熱時，將藥餅烘熱，貼於穴位上，用布包紮固定，餅涼，烘熱再貼。每餅可貼 3 日。6 日為 1 療程。

療效：一般治療 2 個療程可好轉。

方法 2 桑皮杏仁泥餅貼華蓋等穴

用於：治療熱喘。

處方：桑皮 10 克，杏仁 10 克，生石膏 30 克，黃芩 10 克。

用法：上藥共研成細末，過篩，用涼開水調成糊狀，製成直徑為 2.5 公分的藥餅 6 個，分別貼於華蓋、膻中、膈俞、肺俞穴上，包紮固定，每次貼 4～6 小時，每日 1 次，10 日為 1 療程。

療效：據報導，用此法治療 8 例，5 例痊癒，2 例顯效，1 例無效。

方法 3 芫花桃皮汁敷膻中、定喘穴

用於：治療面紅氣粗的肺熱哮喘。

處方：芫花 100 克，桃皮 80 克。

用法：將上藥加水煎濃汁，用紗布浸藥汁敷於膻中、定喘穴上，乾後更換，不可間斷。二穴輪換漬湯，每次4～5小時，每天1次。

療效：一般治療4～5天可好轉。

方法4 毛茛泥膏敷大椎穴

用於：治療哮喘急性發作。

處方：鮮毛茛適量。

用法：將上藥搗爛如泥，取毛茛泥膏如黃豆大，貼敷在大椎穴或後頸窩處，加以紗布覆蓋，用膠布固定。每次6～8小時，隔3～4日貼1次。

療效：一般貼4～5次可好轉。

四、肺結核

肺結核是由結核桿菌引起的慢性呼吸道傳染病。主要症狀為咳嗽、胸疼、午後發燒、面頰潮紅，重則咯血、盜汗，身體逐漸消瘦。婦女可有月經延期或閉經。本病屬於中醫學的「虛勞」「肺癆」範疇。

治療肺結核，有以下幾種特效的貼敷方法：

方法1 五倍子糊敷臍

用於：治療肺結核盜汗。

處方：五倍子2克，辰砂2克。

用法：上二藥共研細末，水調成糊狀，塗於塑料薄膜上，敷於臍窩，膠布固定。24小時1換。

療效：一般治療10～15日可好轉。

方法 2 靈脂鴿糞膏貼肺俞等穴

用於：治療陰虛肺熱性肺結核。

處方：五靈脂、白芥子、白鴿糞、大蒜各 30 克，生甘草 12 克，麝香 1 克，白鳳仙花 1 枚，豬脊筋 100 克，醋適量。

用法：先將醋放入鍋內加熱，入麝香溶化，再將五靈脂、白鴿糞、白芥子、生甘草混合粉碎過篩，和豬脊筋、白鳳仙花、大蒜醋混合，搗爛成膏。取藥膏如蠶豆大，分別貼於肺俞、脾俞、腎俞、膏肓等穴上，覆以紗布，膠布固定，2 日換藥 1 次，半月為 1 個療程。休息 3 日，再繼續貼用。

療效：據報導用此法治療 2～3 個療程，23 例，痊癒 18 例，顯效 3 例，好轉 1 例，無效 1 例。

方法 3 桂心巴豆泥膏敷痛處

用於：治療肺癆、心腹刺痛難忍。

處方：桂心 30 克，乾薑 30 克，巴豆仁 60 克。

用法；將上藥共研成細末，醋和如泥狀，敷於痛處。

療效：一般 1 次即可止痛。

五、咯血

咯血的原因常為肺結核、支氣管擴張、肺膿瘍、肺部腫瘤、心臟病及血液病等所引起。

治療咯血有以下幾種特效的貼敷方法：

方法 1 大黃散敷神闕穴

用於：治療血熱咯血。

處方：生大黃 10 克。

用法：將生大黃烘乾，研末，用醋調成膏，紗布包裹，敷神闕穴。紗布覆蓋，膠布固定。2～3 天換藥 1 次，3 次為 1 療程。

療效：用藥 1 個療程，一般可好轉。

方法 2 大小薊膏敷膻中穴

用於：治療熱瘀型咯血。

處方：大薊 15 克，小薊 15 克，茅根 30 克，茜草根 9 克，柏葉 9 克，丹皮 9 克，荷葉 15 克，棕皮 9 克，梔子 9 克，大黃 5 克，藕汁 90 克，萊菔子 90 克。

用法：上藥前 10 味燒灰，然後用藕汁調和，外敷膻中穴，每日 1 次，3 次為 1 療程。

療效：一般治療 1 個療程可見顯效。

六、胃痛

胃痛是指胃脘部、心窩處發生疼痛的病症。俗稱「胃脘痛」或「心口痛」。飲食失調、受涼、急腹症和各臟器的器質性病都可以引起胃痛。胃痛時常伴有胸悶、噁心、嘔吐、納差、嘈雜、噯氣、吐酸等症狀。

治療胃痛，有以下幾種特效的貼敷方法：

方法 1 山梔子糊膏敷痛處

用於：治療胃熱型胃脘痛。

處方：山梔子4份，生薑1份。

用法：將山梔子和生薑搗碎研爛，加白酒調成糊狀，取適量敷於疼痛部位，每日1換，3～5日為1療程。

療效：一般治療1個療程可獲痊癒。

方法2 薑附濕敷胃脘部。

用於：治療虛寒性胃痛。

處方：鮮薑30克，香附15克。

用法：將生薑搗爛，香附研成細粉，裝入茶杯或保溫杯中，沖入開水，攪勻，用毛巾蘸藥汁敷在胃脘部。每次20～30分鐘，每日2次。3～5日為1療程。

療效：用此法治療1個療程，32例，痊癒28例，好轉3例，1例無效。

方法3 鬱金糊膏敷胃脘部

用於：治療肝氣犯胃，飲食積滯引起的胃痛。

處方：大黃、玄明粉、梔子、香附、鬱金各30克，滑石60克，甘草、黃芩各15克。

用法：上藥共研為細末，薑汁調成糊狀，敷胃脘痛處。

療效：據報導，用此法治療飲食積滯胃痛9例，均獲痊癒。

方法4 生附巴戟膏貼中脘

用於：治療十二指腸潰瘍。

處方：生附子、巴戟天、炮薑、炒茴香各30克，官桂 21 克，黨參、白朮、吳茱萸、炒白芍、白茯苓、良薑、甘草各 15 克，木香、丁香各 12 克，沉香末 9 克，麝香 1 克。

用法：將前 14 味藥研末，把麻油熱沸後入藥末炸枯，加入黃丹，兌入麝香、沉香攪勻成膏。用時溫化，乘熱貼於中脘或脾俞穴，3 日換藥 1 次。

療效：一般治療 3～7 天可獲明顯療效。

七、嘔吐

嘔吐是一種反射性動作，借以將胃中的內容物從口中突然排出。嘔吐原因很多，胃腸疾病、肝、膽、胰腺疾病，某些急性傳染病，顱腦疾病及婦女妊娠等都可引起嘔吐。

治療嘔吐有以下幾種特效的貼敷方法：

方法 1 生薑半夏泥膏敷臍

用於：治療胃寒嘔吐。

處方：生薑、半夏各等份。

用法：將上藥搗成泥狀、炒熱、布包敷於臍上。30 分鐘後見效。

療效：一般治療 1～2 次可見明顯療效。

方法 2 地龍泥膏敷足心

用於：治療肝氣犯胃及胃熱引起的嘔吐。

處方：活地龍數條。

用法：將活地龍搗爛如泥，敷足心湧泉穴用紗布包紮。30分鐘後見效。

療效：一般地用此法1～2次可癒。

方法3 傷濕膏貼臍

用於：預防暈車、暈船所致的嘔吐。

處方：傷濕膏1貼。

用法：用傷濕膏於乘車、船前貼於臍部。

療效：預防效果甚佳。

方法4 綠豆粉膏敷腳心

用於：治療熱性嘔吐。

處方：綠豆粉30克，雞蛋2個。

用法：將綠豆粉用雞蛋調成泥狀，分別敷於兩足心。

療效：1次可獲明顯治療效果。

方法5 白芍胡椒膏貼心窩

用於：治療寒濕所致嘔吐。

處方：酒炒白芍9克，胡椒1. 5克，蔥白60克。

用法：將白芍、胡椒共研細末，加蔥白共搗成膏，貼心窩處，每日1換。

療效：一般治療1～2次可見明顯療效。

方法6 山楂紫蘇膏敷胸部

用於：治療傷食積滯導致的嘔吐。

處方：紫蘇、山楂、生薑各60克。

用法：將上藥共搗爛成泥狀，炒熱，趁熱敷於胸腹部。

療效：一般用此法治療 1～2 次見效。

八、呃逆

呃逆是因迷走神經受刺激而引起膈肌痙攣所致，常因飲食不節、消化不良、胃病和上腹部手術後而引起。

治療呃逆，有以下幾種特效的貼敷方法：

方法 1 薑蜜膏敷中脘、陰都穴

用於：治療久病呃逆。

處方：薑汁、蜂蜜各等量，丁香 10 克。

用法：上藥混合搗成泥膏，貼敷於中脘、陰都穴上，蓋以紗布，膠布固定，每日 1 換。

療效：一般治療 1～2 次可獲明顯療效。

方法 2 龜板熟地膏貼氣海等穴

用於：治療胃陰不足引起的呃逆。

處方：龜板 120 克，熟地 120 克，知母 70 克，黃柏 60 克，植物油 500 克，黃丹 250 克。

用法：將前 4 味藥浸入油內，3～4 天後倒入鍋內，炸枯去渣，過濾沉澱，再熬至滴水成珠狀時，徐徐下黃丹收膏，然後倒入水中去火毒，製成膏藥。取膏藥適量，烘熱攤於 4 平方公分的牛皮紙上，分別貼氣海、關元、陰都穴。每日 1 換，呃止即停。

療效：一般 1～2 次可癒。

方法 3 肉桂沉香散貼臍

用於：治療各種呃逆。

處方：肉桂、沉香、母丁香、食鹽各等量，麥麩90克。

用法：上藥混合研末，過篩備用。取藥末15克，撒於5平方公分膠布中央，貼於臍孔上，上蓋紗布。將麥麩炒熱，布包，熨臍上。

療效：一般1次可癒。

九、腹瀉

腹瀉是一種常見的症狀。主要是大便次數增多，糞便稀薄或水樣，但無膿血。主要原因是由於受涼、飲食不調或中毒等，使胃腸功能失調所致。

治療腹瀉，有以下幾種特效的貼敷方法：

方法 1 鹽茱萸熱敷臍部

用於：治療寒性腹瀉。

處方：吳茱萸50克，鹽100克。

用法：將上藥共搗碎，放鍋內炒熱，用布包乘熱敷臍，冷則再炒再敷。每次30～50分鐘，每日1～2次。3～5日為1療程。

療效：據《中國農村醫學》報導，用此法治療18例，治療1個療程，13例痊癒，3例顯效，1例好轉，1例無效。

方法 2 胡椒米飯貼臍

用於：治療嬰兒單純性消化不良瀉泄。

處方：胡椒粉1克，大米飯25克。

用法：取剛蒸熟的大米飯捏成1公分厚的圓餅，將胡椒粉撒於米飯上，待涼至不燙手時貼於臍孔上，外覆紗布固定，4～6小時去除。

療效：一般3次可癒。

方法3 醋五倍子膏貼臍

用於：水瀉不止。

處方：五倍子、食醋1杯。

用法：將五倍子放於食醋中煎熬成膏，攤於布上，貼於臍部，外用紗布固定。

療效：一般3次可癒。

方法4 綠豆茱萸糊敷臍

用於：腹鳴即瀉，瀉後舒適，腹部畏冷的治療。

處方：吳茱萸15克，綠豆10克。

用法：上藥共研為細末，用醋調成糊狀，敷於臍部。8小時後去掉，每日1次。

療效：治療3～4次可獲痊癒。

方法5 糯米蛋餅貼足心

用於：治療腹痛即瀉，瀉下時肛門有灼熱感的熱瀉。

處方：綠豆粉、糯米粉各15克，雞蛋2個。

用法：將上藥用蛋清調和成餅狀，貼於足心、囟門，外用紗布固定。

療效：據報導，用此法治療26例，均獲明顯療效。

方法6 車前子散敷臍

用於：治療寒性腹瀉。

處方：車前子、肉桂各等量。

用法：將車前子、肉桂共研細末，放臍中，用膠布固定。每日1換。

療效：一般2～3日見效。

方法7 硫黃麻子敷臍

用於：治療藏臟冷泄，下痢不止及陽虛陰虛，真氣脫弱。

處方：硫黃15克，蓖麻子7枚。

用法：.上藥研細，每用10克，填敷於臍孔，膠布固定。每日1換。

療效：一般治療3～4日可癒。

方法8 官桂厚朴膏貼臍

用於：治療暴瀉不止。

處方：官桂、厚朴各等份。

用法：上藥研為細末，薑汁調成膏狀，取如豆粒大，貼於臍上，膏藥封固。隔日1換。

療效：3小時後見效。

十、腹痛

腹痛是指腹部發生疼痛的症狀，臨床上極為常見。多由慢性胰腺炎、急性或慢性腹膜炎、急、慢性腸炎、腸痙攣、胃腸神經官能症等所引起。

治療腹痛有以下幾種特效的貼敷方法：

方法 1 苦瓜藤泥膏敷小腹

用於：治療腹痛。

處方：苦瓜藤 20 克。

用法：將上藥搗爛成泥狀，取膏敷貼於小腹痛處。

療效：用藥半小時後可獲明顯的治療效果。

方法 2 醋艾泥膏敷神闕穴

用於：治療腹痛。

處方：艾葉、醋各適量。

用法：將艾葉搗爛，加醋炒熱，敷貼神闕或阿是穴。

療效：用藥 30 分鐘後可獲明顯效果。

方法 3 川椒烏梅熱敷臍部

用於：治療蟲積腹痛。

處方：川椒、烏梅各 30 克。

用法：上藥炒熱，熨痛處，並熱敷臍部。

療效：用藥 3～4 次可治癒。

方法 4 枯礬大棗膏貼神闕等穴

用於：治療寒實腹痛。

處方：枯礬 6 克，胡椒 10 粒，蔥白 5 寸，大棗 1 枚。

用法：上藥前 2 味研末，大棗去核，蔥白連鬚用，諸藥混合，搗成泥狀，取藥泥約 5 分硬幣大小貼於神闕、天樞、關元穴，蓋以紗布，膠布固定，每日 1 換。

療效：據報導，用藥治療 3～4 次可癒。

方法 5 暖臍膏貼臍

用於：治療受寒腹痛。

處方：生附子 15 克，甘遂、甘草各 9 克，蟾酥、麝香、邪片、丁香末少許。

用法：將上藥研末，用蔥汁調和成膏，炒熱貼於臍處。

療效：據報導，用此法治療 2～3 日可癒。

十一、腹脹

腹脹是指脘腹及脘腹以下的整個腹部脹滿而無疼痛的一種症狀。多由急性或慢性胃腸炎、胃腸神經官能症、消化不良、腹腔手術後出現腹脹等。

治療腹脹，有以下幾種特效的貼敷方法：

方法 1 大黃醋膏貼足心

用於：治療氣滯腹脹。

處方：大黃 30 克，醋適量。

用法：將大黃研為細末，用醋調和成膏，敷貼於兩足心湧泉穴。

療效：據報導，用藥 1～2 次可癒。

方法 2 巴豆木香散敷臍

用於：治療腹脹。

處方：巴豆霜、廣木香、甘遂各等份。

用法：將上藥混合粉碎為極細末，每次取藥末 5～

10克，放入臍孔，外覆紗布，膠布固定。每日1換。

療效：用藥3～4次可獲明顯效果。

方法3 蔥蒜皂角膏貼臍

用於：治療氣鼓。

處方：吳茱萸15克，皂角7個，大蒜30克，蔥頭30根。

用法：前兩味研為細末，後兩味放在沙鍋內加水熬煎，去渣後再熬成稠膏，取膏適量攤於布上，取藥末10克置於散膏上，貼於臍部或膻中穴上，隔日1次，至癒為度。貼6～8小時，局部發癢，即可揭去。

療效：據報導，貼5～8次可癒。

方法4 艾葉木香熱敷腹部

用於：治療肺炎、中毒型菌痢等引起的高度腹脹。

處方：炒艾葉30克，廣木香、臺烏藥、松節、川椒、大黃、元明粉、胡椒、蓖麻子各9克，丹參12克。

用法：將上藥加水500毫升煎至150毫升，用紗布縫成口袋將煎好的中藥渣裝在紗布口袋中，敷在整體腹部，用煎好的中藥水劑浸濕紗布口袋熱敷，持續2～3小時。

療效：據《中西醫結合》雜誌報導，用此法治療3～4次，16例均獲痊癒。

方法5 三臌消貼神闕等穴

用於：治療氣臌、水臌、血臌。

處方：大黃60克，巴豆（去殼）15克，牙皂45克，枳實20克，萊菔子（炒）120克，琥珀30克，沉香15克，薑皮取汁適量。

用法：上藥共研成細末，過篩後以薑皮汁和藥末如梧桐子大，將藥丸3粒粉碎，撒於4平方公分膠布中間，貼在神闕、中脘、關元、氣海穴上，每穴1貼，每日1換。

療效：一般用5～7日可癒。

方法6 橘葉茴香熱敷臍部

用於：治療中毒性肺炎、小兒腸炎、小兒中毒型菌痢所致麻痺之腹脹。

處方：鮮橘葉100克，小茴香30克，麩皮30克，食鹽50克。

用法：將橘葉、小茴香搗粗末後加入麩皮、食鹽，炒熱裝入紗布口袋，外敷臍部3～4小時。

療效：一般用藥4～5日見效。

十二、便秘

便秘即大便秘結不通，排便困難而言。便秘的原因複雜，大致有飲食性、精神性、內分泌性、機械性和功能性等。多見於習慣性便秘、腸道炎症恢復期、手術後排便困難、產後排便困難、藥物引起的便秘等。

治療便秘，有以下幾種特效的貼敷方法：

方法1 商陸糊膏敷鳩尾穴

用於：治療便秘。

處方：商陸 10 克。

用法：商陸研成末，用開水調成糊狀，敷貼於鳩尾穴上，每日 1 次。

療效：據報導，用藥 5～7 日可見效。

方法 2 田螺泥膏敷臍

用於：治療熱秘。

處方：田螺 5 個。

用法：將田螺搗成泥狀，敷於臍上。

療效：一般用藥 7～9 次可見明顯療效。

方法 3 甘薯葉膏敷腹部

用於：治療便秘。

處方：甘薯葉 60 克，紅糖適量。

用法：將甘薯葉搗爛，紅糖調之，敷貼於腹部。

療效：一般用藥 5～7 次可見效。

方法 4 皂角糊膏敷臍

用於：治療熱秘。

處方：皮硝 9 克，皂角末 1.5 克。

用法：將皮硝加水溶解後，再加入皂角末，調製成糊狀，敷貼於臍孔上。每日 1 換。

療效：據報導，用此法治療 32 例，28 例痊癒，3 例顯效，1 例好轉。

方法 5 甘遂元寸散敷臍

用於：治療便秘。

處方：甘遂3克，元寸0.3克，食鹽0.5克。

用法：食鹽炒後與甘遂、元寸混合，研為細末，敷於臍部，蓋以紗布，膠布固定。

療效：據報導，用藥治療5日，21例中，18例痊癒，2例顯效，1例無效。

方法6 黃連、巴豆泥膏貼臍

用於：傷寒及諸證引起的便秘

處方：黃連60克，巴豆15克，蔥白適量。

用法：上藥共研細末，蔥白搗成泥狀，與藥末調和，貼於臍上。

療效：據報導，此法治癒率在98.7%以上。

十三、痢疾

痢疾分為細菌性痢疾和阿米巴痢疾兩種。細菌性痢疾的病原體是痢疾桿菌，為夏、秋季節常見的腸道傳染病。傳播途徑主要通過手、水、食物、蒼蠅而由消化道傳染。病變部位主要在大腸。主要症狀為畏寒、發熱、腹痛、腹瀉、裡急後重、大便含有膿血。阿米巴痢疾是由溶組織阿米巴原蟲感染所致。其臨床症狀較菌痢為輕，特點是大便呈果醬樣，具特殊腐敗臭味。

治療痢疾，有以下幾種特效的貼敷方法：

方法1 胡椒綠豆膏敷神闕、脾俞穴

用於：治療虛寒痢、休息痢。

處方：胡椒、綠豆各3克，大棗1枚。

用法：前兩味共研細末，用熟棗肉調成膏狀，紗布包，敷神闕、脾俞穴。每日1次。

療效：一般3～5日見效。

方法2 滑石車前子散敷臍

用於：治療急性菌痢。

處方：滑石50克，車前子50克，黃連10克。

用法：上藥研成細末，每次取1～2克，敷於臍中，蓋以紗布，膠布固定，每日1次。

療效：2日後見效。

方法3 加味蒼朮泥膏熱敷臍部

用於：治療虛寒痢、寒濕痢、休息痢。

處方：蒼朮、霍香、陳皮各15克，半夏、青皮、桔梗、枳殼、蘇葉、厚朴、甘草各15克，生薑、蔥白各9克，晚蠶砂60克。

用法：將上藥搗碎和勻，炒熱後裝入布袋紮緊口，乘熱將藥袋置神闕穴，涼則更換，每日2次，每次30分鐘，5～7天為1療程。

療效：一般治療1個療程可癒。

方法4 苦參糊膏敷臍

用於：治療痢疾。

處方：苦參粉8克。

用法：用溫開水調成糊狀，製成藥餅敷於臍上，以塑料膜覆蓋並固定，每日換藥1次。

療效：一般治療3～5日可癒。

方法5 蓖麻子泥餅貼囟門

用於：治療寒痢。

處方：蓖麻子50粒。

用法：搗爛，用水調和作成餅狀，貼於囟門上，外用膠布固定。

療效：一般2～3日見效，3～5日痊癒。

方法6 黃瓜藤膏敷臍

用於：治療噤口痢。

處方：黃瓜藤30克。

用法：將黃瓜藤燒灰存性，用香油調和，敷於臍孔部。

療效：用3～5日見效。

方法7 赤小豆膏敷足底

用於：治療熱痢。

處方：赤小豆30克。

用法：將赤小豆研末，用酒或油調和，敷於兩足底，每日3次。

療效：據報導，用藥3～5日見效，5～7日痊癒。

方法8 木鱉丁香膏敷神闕等穴

用於：治療久痢。

處方：番木鱉3個，母丁香24粒，麝香0. 3克。

用法：將前兩味藥粉碎為末，過篩，再將麝香和藥末混合研成細末。取藥末用水調和成如豌豆大，分別敷於神闕、止瀉、脾俞穴上，膠布固定，每日 1 次。

療效：一般 2～3 次可癒。

十四、霍 亂

霍亂是以起病急驟、猝然發作、上吐下瀉、腹痛或不痛為特徵的疾病。因其病變起於頃刻之間，揮霍撩亂，故而得名。

本病多發於夏秋季節，由霍亂弧菌所致。其傳染途徑是由含霍亂弧菌的糞便或嘔吐物，通過水、手和蒼蠅以及其污染的食品經口腔而傳染的。與中醫學的霍亂相同。

治療霍亂，有以下幾種特效的貼敷方法：

方法 1 蒼朮藿香加味散熱敷臍部

用於：治療暴起嘔吐下痢、下痢清稀或如米泔、胸膈痞悶、四肢清冷的寒霍亂。

處方：蒼朮、藿香、陳皮、半夏、青皮、桔梗、乾枳殼、蘇葉、厚朴、甘草各 15 克，晚蠶砂 60 克，生薑、蔥白各 9 克。

用法：將上藥炒熱，布包敷於臍上。每日 3 次，3 日為 1 療程。

療效：用藥 1～2 日見效，3～7 日可癒。

方法 2 丁香蒲根熱敷臍部

用於：脾元虛損，霍亂不吐瀉，腹脹如鼓，心胸痰塞。

處方：丁香7粒，菖蒲根15克，甘草30克，生薑3大片，鹽250克。

用法：上藥炒熱布包，敷於臍部。

療效：用藥3～5日可癒。

十五、黃　疸

黃疸是由於血液中的膽紅素濃度增高，引起鞏膜、黏膜和皮膚發黃所致。其主要是以面、目、全身皮膚乃至爪甲發黃，小便黃赤為特徵。可以單獨成為一種疾病，也可作為一個症狀出現於病毒性肝炎或肝硬變或膽石症、或膽囊炎、或鉤端螺旋體病過程中。本病與中醫學的黃疸含義相同。

治療黃疸，有以下幾種特效的貼敷方法：

方法1 鮮毛茛泥膏敷列缺穴

用於：治療黃疸。

處方：鮮毛茛10克。

用法：將毛茛搗成泥狀，敷於列缺穴或內關穴上，紗布包裹。24小時後揭開。

療效：用藥7～10日可獲明顯療效。

方法2 活鯽魚尾貼臍

用於：治療黃疸。

處方：活鯽魚數條。

用法：剪取魚尾，貼臍四周，臍中央不貼，稍時，魚尾變乾後，再剪再貼。每次貼2個小時。

療效：連貼7～10天可獲顯著療效。

方法3 胡椒鯽魚膏貼神闕等穴

用於：治療陰黃、大便稀溏。

處方：胡椒20粒，麝香0.9克，雄鯽魚1條（只取背肉2塊）。

用法：上藥混合搗爛如泥狀。取藥膏敷貼神闕、肝俞、脾俞三穴，蓋以紗布，膠布固定，每日1換，3～5日為一個療程。

療效：一般2～3次見效。

方法4 甜瓜秦艽散敷

用於：治療陰黃、陽黃。

處方：甜瓜蒂、秦艽各100克，青皮、紫草、黃芩、丹參各30克，銅綠15克，冰片6克。

用法：除甜瓜蒂、冰片另研外，餘藥混合研粉，分15份，密貯備用。取15%酒精或溫開水洗淨臍內，將藥倒入臍孔，約填滿2/3，用膠布封緊，周圍不可有空隙。每人每次用量為0.15克左右，小兒每次0.1克左右，每48小時換藥1次，病癒即停。

療效：一般用藥2～3日可見效。

方法5 茵陳加味汁敷臍

用於：治療陽黃。

處方：茵陳、梔子、大黃、芒硝各30克，杏仁18克，常山、鱉甲、巴豆霜各12克，豆豉50克。

用法：上藥煎濃汁，用紗布蘸藥汁敷臍部，每日

1～2次，每劑藥用2～4次。10日為1療程。

療效：用藥4～6日可見效。

十六、脅痛

脅痛是指一側或兩側脅肋部疼痛而言，屬於病人自我感覺的常見症狀。脅肋是胸臂兩側，腋部至11肋骨部分的統稱，為肝膽經脈循行部位，故脅痛多與肝膽疾病有關。多見於急、慢性肝炎，肝硬化，肝寄生蟲病，肝癌，急、慢性膽囊炎，膽道蛔蟲症，肋間神經痛等疾病。

治療脅痛，有以下幾種特效的貼敷方法：

方法1 萊菔子膏熱敷痛處

用於：治療脅痛。

處方：萊菔子6克，蔥白12克。

用法：上藥搗爛後加熱，敷貼痛處。

療效：用藥2～3次見效。

方法2 三棱莪朮膏敷痛處

用於：治療脅痛。

處方：三棱12克，莪朮10克。

用法：上藥研細末，用凡士林調和後敷貼痛處。

療效：一般用藥2～3次見效。

方法3 辣椒膏敷肝、脾區

用於：治療慢性肝炎及肝硬化。

處方：山辣椒適量。

用法：取鮮山辣椒全草搗爛，敷於肝、脾區，上蓋塑料薄膜，膠布固定。

療效：連續用藥7～10天，可獲明顯療效。

方法4 甘遂二丑糊膏敷臍

用於：治療慢性肝炎及肝硬化。

處方：甘遂、二丑各6克，附子、肉桂各10克，生薑適量。

用法：將前4味藥共研細末，以生薑適量，搗汁後用薑汁調成糊狀，外敷臍部，每日1換。10日為1療程。

療效：據報導，用此法治療慢性肝炎15例，10例有明顯效果，3例好轉，1例無效。治療肝硬化7例，4例顯效，2例好轉，1例療效不太明顯。平均治療8～12天。

方法5 阿魏餅敷脾上

用於：治療慢性肝炎及肝硬化所致脾腫大。

處方：阿魏5克，芒硝9克，麝香1.5克。

用法：將上藥共研細末，和蔥白同搗成泥狀作成餅，將藥餅敷於肝脾上，蓋以紗布，隨用熨斗熨熱。

療效：一般用藥3～5日可見效。

方法6 肉桂粉敷臍

用於：治療肝硬化腹水。

處方：肉桂粉6克，皮硝60克。

用法：將上藥和勻敷臍，外覆以紗布，膠布固定。

療效：據報導，用藥 8～12 天可見明顯效果。

方法 7 山梔生軍糊敷膽囊區

用於：治療膽囊炎。

處方：山梔 10 克，生軍 10 克，芒硝 10 克，冰片 1 克，乳香 3 克。

用法：上藥共研成細末，加蓖麻油 30 毫升，75% 酒精 10 毫升，蜂蜜適量，調為糊狀，敷於膽囊區，每天 1 次。

療效：用藥 5～8 天見效。

方法 8 穿山甲膏敷臍

用於：治療各類脅痛。

處方：炒穿山甲末 100 克，乳香、沒藥醇浸液 70 毫升。

用法：將穿山甲末噴入乳香、沒藥醇浸液內，烘乾，再研細，再加雞矢藤揮發油 0.5 毫升，冰片少許，每次用 0.2 克食醋調成膏。紗布囊之，敷臍上。5～7 天換藥一次。

療效：一般用藥 5～7 天見效。

十七、高血壓病

高血壓是指體循環動脈血壓高於 19／12 千帕（140／90毫米汞柱），是一個常見的臨床表現。高血壓病是指以動脈血壓增高為主的臨床綜合症。屬於中醫學的「眩暈」、「頭痛」範疇。

治療高血壓病，有以下幾種特效的貼敷方法：

方法 1 醋茱萸糊敷足心

用於：治療肝陽上亢型高血壓。

處方：吳茱萸適量，食醋適量。

用法：將吳茱萸研為細末，每次 15～30 克，用食醋適量調成糊狀，於睡前敷於兩足心湧泉穴，用紗布包，膠布固定。每天換藥 1 次，輕症敷 1 次，重症連用 3～5 次。

療效：一般 1～5 次可好轉。

方法 2 肉桂磁石餅貼湧泉穴

用於：高血壓病。

處方：肉桂、磁石、吳茱萸各等份。

用法：將上藥研細末，密封保存。每次用藥末 5 克，調蜂蜜為藥餅，貼於湧泉穴。陽亢者加太衝；陰陽不足者配足三里，每次貼 2 穴，輪流使用。每天於臨睡前換藥 1 次，貼藥後膠布固定。

療效：一般用藥 1～5 次可見明顯療效。

方法 3 蓖麻附子膏貼湧泉穴

用於：治療高血壓病。

處方：蓖麻仁 50 克，吳茱萸、附子各 20 克，生薑 150 克，冰片 10 克。

用法：將前三味藥研末，生薑搗如泥狀，加入藥末，冰片，調成膏狀。每晚貼敷雙側湧泉穴，晨起除去，7日為1個療程。

療效：一般用藥1～3次可好轉。

方法4 槐花珍珠母糊敷湧泉穴

用於：治療各型高血壓病。

處方：槐花、珍珠母、吳茱萸各30克。

用法：將前三味藥研為細末，過篩後裝入瓶內密封備用。用時每次取藥末20克，以米醋調如糊狀，分為兩份，取1份貼敷於臍孔上，另1份貼敷於足底湧泉穴上，以紗布包紮固定。每日1次，10次為1個療程。

療效：一般1個療程可見效。

十八、頭 暈

頭暈是一種症狀，常見於成人。多由高血壓、貧血、神經衰弱等病引起。自覺頭暈、發脹、身體不穩等。

治療頭暈，有以下幾種特效的貼敷方法：

方法1 傷濕止痛膏貼臍

用於：預防暈車暈船。

處方：傷濕止痛膏1貼。

用法：乘車或乘船前用傷濕止痛膏封貼臍孔。

療效：一般一貼即見效。

方法2 酒芥子餅貼百會等穴

用於：治療耳源性眩暈。

處方：白芥子、酒各適量。

用法：將白芥子研細末，每次取3克，用酒調成藥餅，貼於百會、翳風穴。有噁心或嘔吐者配內關、足三里穴。每日換藥1～2次，直至病情緩解。

療效：一般治療3～4日可癒。

方法3 桃仁杏仁糊敷足

用於：治療高血壓性眩暈。

處方：上藥共搗爛，加一個雞蛋清調成糊狀。分3次用。每晚睡前敷貼於足心湧泉穴，晨起除去。每夜1次，每次敷1足。兩足交替敷貼。6次為1療程。

療效：一般用藥1個療程可癒。

方法4 茱萸龍膽糊敷神闕穴

用於：治療肝陽上亢型眩暈。

處方：吳茱萸（膽汁拌製）100克，龍膽草50克，硫黃20克，朱砂15克，明礬30克，小薊根汁適量。

用法：先將前五味藥粉碎為末，過篩加入小薊根汁調和成糊，敷於神闕及雙側湧泉穴，每次用10～15克，上蓋紗布，膠布固定，2日換藥1次，1個月為1個療程。

療效：一般7～10日見效，2～3個療程可癒。

十九、心律失常

心臟收縮的頻率或心臟節律的異常，統稱為心律失常。心律失常可見於多種器質性病變或單純的功能障礙。如植物神經功能障礙，患者可自覺心跳、心慌、心煩、甚至有緊張之感，本病歸屬於中醫學的「驚悸」、「怔忡」範疇。

治療心律失常，有以下幾種特效的貼敷方法：

方法 1 南星川烏膏敷手、足心

用於：治療心悸。

處方：生南星、川烏各等量。

用法：上藥共為細末，用黃蠟融化攤於手心、足心。每日 1 次，晚敷晨取。10 次為 1 療程。

療效：一般治療 1 個療程見效，2 個療程可癒。

方法 2 黨參白朮膏貼膻中

用於：治療心律失常。

處方：黨參、白朮、茯苓、甘草、生地、白芍、當歸、川芎、黃連、瓜蔞、半夏、沉香朱砂、梔子各 30 克。

用法：麻油熬，黃丹收，貼膻中。隔日 1 貼。

療效：一般治療 10 日見效。

二十、冠心病

冠心病是冠狀動脈粥樣硬化性心臟病的簡稱。是指冠狀動脈因發生粥樣硬化而產生了管腔狹窄或閉塞導致心肌缺血、缺氧而引起的心臟病。與中醫學的「胸痹」「胸痛」等病症類似。

治療冠心病，有以下幾種特效的貼敷方法：

方法 1 檀香細辛糊敷臍

用於：冠心病心絞痛的治療。

處方：檀香、細辛各等份。

用法：將上 2 味藥研粉，用酒調成糊狀敷於臍部。每日 1 次。10 日為 1 療程。

療效：一般 1 個療程見效，2～3 個療程效果顯著。

方法 2 丹參紅花膏貼心前區

用於：治療冠心病、心絞痛。

處方：丹參、紅花各適量。

用法：上藥製成流浸膏，塗於布面上。心絞痛發作時，將膏敷貼於患者心前區，24 小時更換 1 次。2 週為 1 療程。

療效：一般治療 1 個療程見效，2 個療程效果顯著。

方法 3 乳沒鬱金膏貼膻中等穴

用於：氣鬱血瘀引起的心胸痛。

處方：白檀香、製乳沒、川鬱金、醋炒延胡各 12 克，冰片 2 克。

用法：將上藥研細末，另加麝香 0.1 克，調勻備用。用時取少許，用二甲亞礬調成軟膏狀置膏藥中心，貼膻中、內關（雙），每日換藥 1 次。

療效：一般治療 1～2 個療程可見顯著療效。

方法 4 當歸丹參軟膏敷心俞等穴

用於：各種原因引起的心痛發作期，貼敷後可迅速止痛。

處方：當歸、丹參、王不留行、雞血藤、葛根、玄胡、紅花、川芎、桃仁、薑黃、鬱金、參三七、血竭、椿皮、穿山甲、乳香、沒藥、樟腦、冰片、木香、人工麝香、硫磺鎂、透骨草各適量。

用法：將上藥熬製成軟膏，貼敷心俞、厥陰俞或膻中。

療效：一般1貼即見效。

方法5 烏頭細辛、散敷背部

用於：治療胸背疼痛而悶。

處方：烏頭、細辛、附子、羌活、蜀椒、桂心各150克，芎藭30克。

用法：上藥共研細末，炒熱布裹敷於背上。每日1次。10日為一療程。

療效：一般1～2個療程見效。

二十一、膽囊炎

膽囊炎有急、慢性之分。可以是原發性的，即不伴有膽囊結石；也可以是繼發的，即繼膽囊管阻塞和細菌侵襲而引起的膽囊炎症，臨床特徵為右上腹陣發性絞痛，伴有明顯的腹肌強直性觸痛。慢性膽囊炎常為急性膽囊炎的後遺症，或因膽固醇的代謝紊亂而引起，可伴有或不伴有膽囊結石，常有上腹部不適和消化不良，時或伴有急性發作。相當於中醫學的「肋痛」「結胸」「黃疸」等病症範疇。

治療膽囊炎，有以下幾種特效的貼敷方法：

方法 1 鮮麻菜湯熱敷痛處

用於：治療肋痛。

處方：鮮麻菜 1 棵。

用法：上藥切碎，煎湯，以紗布浸藥液，趁熱濕敷痛處。每日 3～4 次，每次 20 分鐘。

療效：一般治療 4～5 日可獲明顯療效。

方法 2 三棱莪朮膏貼痛處

用於：治療膽囊炎所致肋痛。

處方：三棱 12 克，莪朮 10 克。

用法：上藥共研細末，用凡士林調拌成膏貼在痛處。

療效：一般治療 5～10 次見效。

方法 3 穿山甲乳香膏敷臍

用於：治療各類肋痛

處方：炒穿山甲末 100 克，乳香、沒藥醇浸液 70 毫升。

用法：將穿山甲末噴入乳香、沒藥醇浸液內烘乾，再研細，再加雞矢藤揮發油 0.5 毫升，冰片少許。每次用 0.2 克，食醋調成膏，紗布裹之敷臍上。5～7 天換藥 1 次。

療效：用藥 3～4 次可獲明顯療效。

二十二、泌尿系感染

泌尿系感染，係指腎盂腎炎、膀胱炎、尿道炎的總稱。本病多見於女性，尤以初婚女性發病較多。臨床特點以尿頻、尿急、尿痛、腰酸、腰痛為主，還可有發熱、周身不適、下腹墜脹等症狀。多由大腸桿菌、鏈球菌、葡萄球菌侵犯尿路，逆行引起尿道、膀胱、輸尿管、腎盂等發炎所致。本病歸屬於「淋症」範疇。

治療泌尿系感染，有以下幾種特效的貼敷方法：

方法 1 萵苣泥膏敷臍

用於：治療血淋。

處方：萵苣 1 把。

用法：上藥搗爛敷臍部，每日 1 次。

療效：一般用藥 5～10 次可獲明顯療效。

方法 2 地龍蝸牛膏敷臍

用於：治療膏淋、血淋。

處方：地龍 1 條，蝸牛 1 個。

用法：上藥共搗爛或膏狀，用溫水洗淨臍部皮膚，將藥敷臍部，每日換藥 1 次，10 次為 1 療程。

療效：一般用藥 1～3 療程可獲明顯療效。

方法 3 虎杖根膏貼神闕等穴

用於：治療石淋、血淋。

處方：虎杖根 100 克，乳香 15 克，琥珀 10 克，元寸 1 克。

用法：以鮮虎杖根和諸藥混合搗成泥狀，取藥泥放在膠布中間貼敷在神闕、膀胱俞、腎俞穴上。每穴1張，每日1換。

療效：一般治療5～10日可獲明顯療效。

方法4 玄參麥冬膏貼臍

用於：治療膀胱積熱、淋秘尿血。

處方：玄參、麥冬、當歸、赤芍、知母、黃柏、生地、黃連、黃芩、梔子、瞿麥穗、扁蓄、赤苓、木通、澤瀉、車前、甘草、木香、鬱金、萆薢，亂發各30克，滑石240克。

用法：麻油熬，黃丹收，滑石攪勻，貼臍下。隔日1換，5次為1療程。

療效：一般用藥2～3療程可獲明顯療效。

方法5 乾薑附子丸貼臍

用於：治療勞淋、排尿淋瀝。

處方：乾薑、附子、益智仁各15克，麝香0.3克，黃酒適量。

用法：上藥共研末，加入麝香共研細末，調勻，以黃酒調成丸，貼於臍上，膠布固定。2日1換，5～10次為1療程。

療效：1個療程見效，2～3個療程可獲明顯療效。

二十三、尿瀦留

尿瀦留是膀胱為尿液充脹而不能排出。原因有以下幾點：1. 由中樞神經疾患，或神經損傷，或癔病引起。2. 由尿道和前列腺炎症或肛門處疼痛引起。3. 由尿道狹窄、結石或前列腺肥大，尿道周圍膿腫引起。

主要症狀為下腹部膀胱充脹，有強烈尿意，但不能排出或僅排出點滴尿液，可有陣發性收縮疼痛。本病與中醫學的「癃閉」相同。

治療尿瀦留，有以下幾種特效的貼敷方法：

方法 1 麝香虎骨膏貼神闕等穴

用於：治療尿少、尿瀦留等。

處方：麝香虎骨膏。

用法：將麝香虎骨膏剪成 3×3 公分的小方塊，貼在神闕、氣海、關元、命門、腎俞、三焦俞、膀胱俞、三陰交等穴上，每次選 3～4 穴，每 2 日換 1 次，可連貼 2 週左右。

療效：一般貼 2～3 週可見明顯療效。

方法 2 鮮青蒿泥膏敷臍

用於：各種原因引起的尿瀦留。

處方：鮮青蒿 200～300 克。

用法：上藥搗爛成為泥膏，敷於臍上，外用膠布固定。每日 1 次，連敷 10 日為 1 療程。

療效：一般用藥 1～3 療程可見顯效。

方法 3 蔥白胡椒泥膏敷臍

用於：治療尿瀦留。

處方：蔥白 1 棵，白胡椒 7 粒。

用法：上藥共搗成泥膏敷於臍上，膠布固定。

療效：一般敷藥 4～5 小時後見效。

方法 4 蝸牛膏貼臍

用於：治療癃閉。

處方：蝸牛 3 個。

用法：將蝸牛搗碎貼臍下，用手摩擦臍下皮膚，每次摩擦 30～50 分鐘，每次貼 12 小時，每日貼 1 次，10 日為 1 療程。

療效：一般貼敷 1 次見效，2～3 療程顯效。

方法 5 通便餅貼臍

用於：治療小便不利。

處方：生薑 30 克，生蔥 5 棵，豆豉 21 克，生鹽 3 克，生蒜 2 個，酒少許，穿山甲 15 克。

用法：上藥搗爛，做成餅，烘熱貼於臍上，用紗布固定。隔日 1 次，每次 3～5 小時。20 日為 1 療程。

療效：一般 1 個療程見效，2～3 個療程痊癒。

方法 6 黨參當歸膏貼肛門

用於：治療中氣下陷所致癃閉。

處方：黨參 30 克，當歸 15 克，川芎 9 克，柴胡 9 克，升麻 9 克。

用法：上藥共為細末，加水煉膏，用黃丹收膏。將膏貼肛門，便前取下，每日 1 次。

療效：據《中醫外治法類編》報導，治療 10 日 20 例，4 例痊癒，3 例好轉，3 例無效。

二十四、尿 頻

尿頻是指小便次數增多，1 日 10 次以上而言。

治療尿頻，有以下幾種特效的貼敷方法：

方法 1 丁香肉桂膏敷神闕穴

用於：治療尿頻。

處方：丁香、肉桂各等份。

用法：上藥共研細末，黃酒或水調成膏，敷於神闕穴，紗布覆蓋，膠布固定。每日 1 次，5 次為 1 療程。

療效：一般治療 2～3 個療程可癒。

方法 2 芥子肉桂泥膏敷膀胱等穴

用於：治療尿頻。

處方：白芥子 10 克，肉桂、細辛各 8 克，冰片 12 克，蔥、薑、大蒜各適量。

用法：前 4 味藥共研為細末，後三味搗成泥狀，拌入藥粉，取藥泥敷於膀胱俞、腎俞、三陰交、湧泉穴上，覆蓋紗布，膠布固定。6～8 小時取下，每日或隔日 1 次，1 週為 1 療程。

療效：據報導，治療 2 週可癒。

二十五、水 腫

水腫是指體內水液代謝功能障礙，水液瀦留，氾濫於肌膚引起局部或全身浮腫的一種病證。急性、慢性腎炎、充血性心力衰竭、肝硬化、內分泌失調及營養障礙等疾病均可出現水腫。

治療水腫，有以下幾種特效的貼敷方法：

方法 1 螻蛄泥膏敷神闕穴

用於：治療水腫。

處方：螻蛄 5 個。

用法：將上藥搗爛，紗布包裹敷於神闕穴，膠布固定，2 日 1 換。

療效：一般治療 2～10 日見效。

方法 2 蓖麻石蒜泥膏敷湧泉穴

用於：治療急、慢性腎炎水腫而體質較佳者。

處方：蓖麻仁 70 粒，石蒜 1 個。

用法：將上藥搗爛，敷於兩足湧泉穴，外蓋紗布，膠布固定。約 8 小時後取掉，每日 1 次，7 日為 1 療程。

療效：據報導，用藥 2 個療程可獲痊癒。

方法 3 大戟芫花膏貼腫處

用於：腹滿如石。

處方：大戟、芫花、甘遂、海藻各等份。

用法：上藥研為細末，用醋調麵和藥，攤於綿紙上，覆貼腫處，用膠布固定。

療效：一般治療 5～10 日可獲明顯療效。

方法 4 牡蠣薑糊敷腹部

用於：治療水樣囊腫。

處方：牡蠣（煅）粉 60 克，乾薑（炮）30 克。

用法：研末、冷水調糊敷於腹部，乾則再敷，小便利即癒。

療效：1～2次可癒。

二十六、遺 精

遺精是成年男性的一種常見病。凡是在無性交活動的情況下發生的射精均稱為遺精。在睡夢中發生的遺精稱為「夢遺」，無夢而遺精稱為「滑精」。在未婚的青年男性中80%～90%的人有遺精現象，一般1週不超過1次，大都屬正常生理現象，如果1週數次或1日數次則屬病理性的。常伴有頭暈、神疲乏力、腰酸腿軟、多夢、盜汗、煩熱、耳鳴等症狀。

治療遺精，有以下幾種特效的貼敷方法：

方法1 五倍子糊貼四滿穴

用於：治療遺精。

處方：五倍子末適量。

用法：取五倍子末，以生理鹽水調成糊狀敷貼於四滿穴（臍下2寸，旁開0. 5寸），3天1換，3次為1個療程。

療效：據報導，治療3個療程見效。

方法2 紫花地丁膏敷臍

用於：治療遺精。

處方：紫花地丁30克。

用法：上藥研為細末，敷於臍部，外用紗布蓋，膠布固定。每日1次，3～5次為1療程。

療效：一般治療2～3個療程可見效。

方法3 胡椒丁香丸敷臍

用於：治療腎氣虛寒無夢滑精者。

處方：胡椒、母丁香、硫黃各18克，麝香0.3克，蒜頭、杏仁適量，朱砂少許。

用法：先將前三味藥研為細末，加入麝香拌勻，再加入蒜頭、杏仁共搗爛為丸，如蠶豆大、朱砂為衣，裝瓶備用。每晚臨睡前用1丸納入臍中，以膠布固定。

療效：一般5～7日見效。

方法4 蔥韭菜子膏敷臍

用於：治療腎氣不固之遺精。

處方：蔥子、韭菜子、肉桂、附子、絲瓜子各10克，龍骨4克，麝香0.3克。

用法：上藥烘乾，共研細末，過篩裝瓶備用，用時取藥粉適量，開水調成膏，紗布包裹，敷於臍中，外用膠布固定，每日1次。

療效：一般5～10次可見效。

二十七、陽 痿

陽痿是指成年男子陰莖不能勃起或勃起不堅，不能進行正常性生活的一種病症。少數陽痿是由器質性病變引起；大多數是由神經功能、精神、心理因素、不良嗜好及疾病等所致。

治療陽痿，有以下幾種特效的貼敷方法：

方法 1 蛇床菟絲泥膏敷曲骨穴

用於：治療陽痿。

處方：蛇床子、菟絲子末各 15 克。

用法：上藥研細末，用酒調和如泥，塗敷曲骨穴，每日 5 次。

療效：一般用藥 4～6 次見效。

方法 2 鳳仙花子丸塗神闕等穴

用於：治療陽痿。

處方：鳳仙花子 15 克，阿片 3 克，蟾酥 3 克，麝香 0. 5 克，蔥白適量。

用法：先將前三味研為細末，加入麝香，再研成極細，滴水和成丸 1 粒，用蔥白搗爛包裹外用濕紙再包一層，放入炭火中煨 3～5 分鐘。取出換紙，再包再煨，如此反覆 7 次，去紙和蔥，將藥製成如綠豆大藥丸備用，睡前取藥丸 3 粒，用白酒化開，塗於神闕、曲骨穴及陰莖頭上，每晚 1 次。

療效：一般治療 4～6 次可獲一定療效。

方法 3 附子木香膏貼臍下

用於：治療陽痿、陰囊濕冷。

處方：大附子、木香、吳茱萸、馬藺子、蛇床子、桂心各等份。

用法：上藥研成細末，每用半匙藥末，半匙麵粉，以生薑汁同煎成膏，以方圓 3 寸紙花子攤上貼在臍下，油紙隔之用紗布裹，自晚至明。

療效：用此法治療3～5日見效。

方法4 生熟地膏貼關元穴

用於：治療陽衰、氣虛。

處方：生地、熟地、天冬、麥冬、附子、肉桂、遠志、牛膝、蓯蓉、肉蔻仁、杏仁、木鱉仁、菟絲子、蛇床子、麝膠、虎膠各6克，雄黃、硫黃、赤石脂、龍骨、朱砂、沉香、木香各9克，麝香0.3克，黃蠟9克。

用法：麻油熬，黃丹收，松香調勻，槐柳枝攪。貼關元處。隔日1換，10次為1療程。

療效：一般5次見效。

二十八、頭 痛

頭痛是最常見的臨床症狀之一。引起頭痛的原因很多，多數是由五官科疾病、各種急慢性傳染病、高血壓、貧血、神經衰弱等疾病所引起。其他如腦瘤、腦炎、腦膜炎、腦出血、腦震盪等病也能引起頭痛。

治療一般頭痛，有以下幾種特效的貼敷方法：

方法1 草決明膏敷太陽穴

用於：治療頭痛。

處方：草決明6克。

用法：上藥研末，用濃茶水調勻，敷太陽穴。

療效：據報導，用藥半小時即可見效。

方法 2 乳香麻仁泥膏貼太陽穴

用於：治療頭額疼痛。

處方：乳香、蓖麻仁各等份。

用法：上藥搗爛製成餅狀，貼兩側太陽穴。

療效：一般用藥 20 分鐘後見效。

方法 3 杏仁麻黃泥膏貼太陽穴

用於：治療風寒頭痛。

處方：麻黃（去節）、杏仁各等份。

用法：上藥搗爛如泥，貼兩太陽穴。

療效：一般用藥 20 分鐘後見效。

方法 4 斑螯末貼痛處

用於：治療劇烈頭痛。

處方：斑螯（去頭、足）3～5 個。

用法：上藥研末布包，貼痛處，起泡後用針刺破，使水流出。

療效：一般用藥 15 分鐘後見效。

方法 5 白砒藤黃糊丸敷太陽等穴

用於：治療偏頭痛。

處方：白砒、藤黃、斑螯、紅娘子各等份。

用法：上藥研末，加水為丸，如梧桐子大，將 1 丸放膏藥中間，另用 1 張膏藥將藥丸合入黏住，用針刺數孔放太陽穴、列缺穴上，膠布固定，每日 1 換，5 日為 1 個療程。

療效：據報導，治療 1 次見效，5～10 次痊癒。

方法 6 吞砂糊敷前額

用於：治療風熱頭痛。

處方：蠶砂 15 克，生石膏 30 克，醋適量。

用法：上藥共為細末，用醋調為糊狀，敷於前額，每日 1 次，3～5 次為 1 療程。

療效：治療 1～2 個療程可癒。

方法 7 二活膏貼太陽等穴

用於：治療頭痛遇風加劇者。

處方：羌活、獨活各 45 克，赤芍 30 克，白芷 20 克，石菖蒲 18 克，蔥頭 5 棵。

用法：上藥混合粉碎過篩，以蔥頭加水煎濃汁，入藥末調成膏。取藥膏貼在太陽、風池、風府穴上，膠布固定，每日 1 換。

療效：治療 5～15 次可癒。

方法 8 川烏醋糊敷太陽等穴

用於：治療風寒頭痛、服藥不效者。

處方：川烏 30 克。

用法：上藥研末，醋調成糊，敷於太陽、風府穴處。

療效：用藥 3～4 次見效。

方法 9 附子地龍膏敷於兩眼角上

用於：治療頭痛鼻塞、頭目不利。

處方：附子 1 枚，地龍 1 分。

用法：上藥研為末，以生薑汁調成膏狀，敷於兩眼角及頂上。

療效：用藥 2～5 次見效。

二十九、失 眠

失眠是指難以入睡或睡眠不久即醒、醒即難眠，甚至徹夜不眠而言。患者常伴有頭暈腦脹、四肢乏力、精神不振、食欲不振、記憶力減退等。與中醫學的「不寐」相同。

治療失眠，有以下幾種特效的貼敷方法：

方法 1 朱砂末貼湧泉穴

用於：治療失眠。

處方：朱砂 3～5 克。

用法：將上藥研末，用紗布一塊，上塗少許漿糊，撒上藥末，外敷湧泉穴，膠布固定。

療效：據報導，用藥 2～4 次見效。

方法 2 吳茱萸醋糊敷湧泉穴

用於：治療失眠。

處方：吳茱萸 9 克，米醋適量。

用法：吳茱萸研成細末，米醋調成糊狀，敷於兩足湧泉穴，蓋以紗布，膠布固定。

療效：一般用藥 6～8 次可癒。

方法 3 珍珠層粉敷臍

用於：治療失眠。

處方：珍珠層粉、丹參、粉硫磺、粉冰片各等量。

用法：取上藥適量納入臍孔，與臍平，膠布貼蓋。5～7天換敷1次。

療效：治療3～5次痊癒。

方法4 磁石茯神汁熱敷太陽穴

用於：治療各型失眠。

處方：磁石20克，茯神15克，五味子10克，刺五加20克。

用法：先煎煮磁石30分鐘，然後加入其餘藥物再煎30分鐘，取汁，將紗布浸藥汁中，趁熱敷於患者前額及太陽穴。每晚1次，每次20分鐘。

療效：一般用藥3～7日可見顯效。

三十、癲 癇

癲癇是一種陣發性的大腦機能短暫失調，神志喪失。病人在大發作前，多有眩暈、肢體麻木等先兆出現，歷時數秒至數分鐘，繼而昏倒在地，四肢抽搐，面色發紺，瞳孔散大，舌唇咬破，口流白沫或血沫，大小便失禁，約2～3分鐘後，即進入昏睡狀態，醒後對發作無所記憶。中醫學稱為「癲疾」俗稱為「羊角風」。

治療癲癇，有以下幾種特效的貼敷方法：

方法1 熟附子餅貼氣海穴

用於：治療癲癇。

處方：熟附子9克。

用法：上藥研細末，用麵粉少許調和做成餅，貼敷氣海穴上，並可用艾團灸數次。

療效：一般治療 8～15 次見效。

方法 2 芭蕉薄荷糊敷百會等穴

用於：治療小兒驚癇。

處方：芭蕉汁、薄荷汁各等量。

用法：將兩味藥混合，略煎 3～5 分鐘，調如糊狀。取藥糊敷貼於百會、外勞宮、衝陽、太衝穴上，乾後再換。

療效：據報導，用此法治療 8 例，3 例痊癒，4 例顯效，1 例好轉。

方法 3 明礬膽南星散敷臍

用於：治療癲癇、突然昏倒。

處方：明礬、膽南星、白胡椒、硼砂、丹參各 1 克。苯妥英納 0.5 克。

用法：將上藥研為細末，取藥末 5～10 克納入臍孔，膠布固定。每日換藥 1 次，連續用藥至控制發作時為止。

療效：據報導，用此法治療 21 例，18 例見效，3 例好轉。

方法 4 青黛硼砂末敷舌

用於：風痰不開。

處方：青黛、硼砂、薄荷各 6 克，牛黃、冰片各 1 克。

用法：上藥研為細末，先以蜜水洗舌後，以薑汁擦舌。將藥末蜜水調稀，敷於舌體上。

療效：一般治療用藥 3～4 次可獲明顯療效。

三十一、中風後遺症

中風後遺症是由急性腦血管病後所遺留的症狀。主要表現有半身不遂、口眼喎斜、語言蹇澀、口角流涎、吞咽困難、手足麻木等症狀。

其症狀是由腦血管病變部位所決定的。最多見的是半身不遂，即一側肢體癱瘓或半癱瘓，早期的半身不遂，肢體癱軟無力，知覺遲鈍，活動功能受限。隨著時間的延長，肢體逐漸趨於強直拘攣，姿勢常發生改變和畸形。本病中醫學又稱「卒中」。

治療中風後遺症，有以下幾種特效的貼敷方法：

方法 1 南星散敷齒部

用於：治療中風口噤不開。

處方：天南星 1.5 克，冰片少許。

用法：上藥和勻，以中指蘸藥末敷於齒部，每天 3～6 次，10 日為 1 療程。

療效：一般治療 2～3 療程可獲明顯效果。

方法 2 穿山甲餅貼腳心

用於：治療中風半身不遂。

處方：穿山甲、紅海蛤、生川烏頭各 60 克。

用法：上藥共研細末，每次 15 克，把蔥白搗汁，和成約 3×3 公分大小的厚餅，貼在患側腳心，布裹緊，然後坐於無風密室中，用熱水浸泡，候汗出，若周身微微汗出則效佳。

療效：一般治療 5～8 次見效。

方法 3 馬錢子散貼神闕等穴

用於：治療中風口眼喎斜。

處方：馬錢子 50 克，芫花 20 克，明雄 2 克，川烏 12 克，膽南星 5 克，白胡椒 2 克，白附子 3 克。

用法：將馬錢子與綠豆少許煎熬，待豆熟，將馬錢子撈出打成碎塊，再炒熱，入馬錢子碎塊於沙內，用木棒不停地攪拌，馬錢子呈黃褐色時，取出與諸藥混合研成細末，取藥末 10～15 克，撒於布上，貼於神闕和牽正穴位上。2 天 1 換，5～8 日為 1 療程。

療效：一般用藥 2～3 療程可獲得明顯效果。

方法 4 麻黃杏仁餅貼膻中等穴

用於：治療中風閉證。

處方：麻黃 60 克，杏仁 30 克，甘草 15 克，肉桂 15 克。

用法：將上藥研細末，用酒調成藥餅，貼敷膻中、心俞穴。每日 1～2 次，7～15 日為 1 療程。

療效：據報導，用藥 1 個療程見效。

方法 5 紅海蛤散貼腳心

用於：治療中風手足偏廢不舉。

處方：紅海蛤如棋子大，川烏、穿山甲各 60 克。

用法：上藥研末，每服用 15 克，貼在所患腳心中，膠布固定。每日1次。15日為1療程。

療效：據報導，用藥1個療程見效。

三十二、坐骨神經痛

坐骨神經痛是由坐骨神經本身或其鄰近組織的病變所引起。臨床上有真性、假性坐骨神經痛之分。

真性坐骨神經痛因神經根受壓所致，假性坐骨神經痛因神經幹受鄰近組織病變影響所致。其症狀表現為坐骨神經支配範圍內，有不同程度的運動、感覺、反射和植物神經功能障礙。常見的有患肢拇趾背屈力減弱，小腿外側感覺減退，跟腱反射消失和臀肌張力降低等。屬於「痹證」範疇。

治療坐骨神經痛，有以下幾種特效的貼敷方法：

方法1 生烏醋糊貼痛處

用於：治療寒盛坐骨神經痛。

處方：生烏頭150克，醋適量。

用法：上藥加醋磨成糊狀，入砂鍋內熬至醬色為度，攤於布上厚約0.5公分，貼敷痛處，每日換藥1次，至癒為止。

療效：一般治療5～7次見效。

方法2 烏頭木瓜汁熱敷患部

用於：治療寒痹型坐骨神經痛。

處方：烏頭20克，木瓜25克，乾辣椒30克，乾薑60克。

用法：上藥加水2000毫升，煮30～40分鐘，趁熱薰，水溫後以紗布蘸藥汁熱敷患部，反覆2～3次，1日2次，7天1療程。

療效：據報導，用此法治療18例，10例癒，4例有效，3例好轉，1例無效。

方法3 二烏膏貼患處

用於：治療寒凝血瘀型坐骨神經痛。

處方：川烏、草烏各20克，透骨草5克，元胡15克，紅花10克，威靈仙10克，肉桂5克，吳茱萸5克，松香200克，樟腦50克。

用法：將松香、樟腦水浴法溶化，餘藥壓極細粉，加樟腦、松香水溶液中，攪拌均勻，成為膏狀，趁熱攤於布上。用時微烘和外貼患處，1～2天後覺皮膚發癢時將藥取下，隔1天再貼，7貼為1療程。

療效：一般1個療程見效。

三十三、三叉神經痛

三叉神經痛，是指三叉神經分布區域內出現短暫的、陣發性的、閃電樣的劇痛。三叉神經分為眼支、上頜支及下頜支。三叉神經痛分為原發性與繼發性兩種，前者每次發作時間短暫，數秒至數分鐘，每日可反覆發作數次至數十次，間歇期可無症狀，且無三叉神經器質性病變的感覺障礙和運動障礙；後者疼痛時間較持續，面部皮膚感覺障礙，且有原發病可查。

治療三叉神經痛，有以下幾種特效的貼敷方法：

方法 1 二烏白芷膏貼患處

用於：治療三叉神經痛。

處方：生川烏、生草烏、白芷各 15 克。

用法：麻油熬，黃丹收膏，攤於布上，貼患處，每5 天換藥 1 次。

療效：治療 5～10 次可見顯效。

方法 2 地龍全蝎糊餅貼太陽穴

用於：治療三叉神經痛。

處方：地龍 5 條，全蝎 20 個，生南星、白附子、生半夏各 50 克，路路通 10 克，細辛 5 克。

用法：上藥共為細末，加一半麵粉，用酒調成餅，貼敷於太陽穴上，膠布固定，每日換藥 1 次。

療效：據《陝西中醫》雜誌報導，此法治療三叉神經痛 3～5 貼見效。

三十四、面神經麻痹

面神經麻痹是面神經受各種原因的損害而致面部肌肉運動障礙。最常見的原因是面神經受風濕而得，主要症狀為口眼喎斜。屬中醫學的「面癱」範疇。

治療面神經麻痹，有以下幾種特效的貼敷方法：

方法 1 蓖麻子冰片膏敷患處

用於：治療面神經炎，口眼歪斜。

處方：蓖麻子 25 克，冰片 3 克。

用法：上藥共搗成膏，外敷患處。每日1次，5～7日1療程。

療效：用藥3～4次見效。

方法2 錢子樟腦膏貼患側

用於：治療面神經炎。

處方：馬錢子粉1克，樟腦粉0.3克，膏藥脂4克。

用法：上藥加熱調勻後塗在布上。用時烘軟貼於患側耳垂前面神經幹區域，4日換藥1次，4次為1個療程。

療效：據報導，用藥1個療程見效。

方法3 巴豆仁泥敷手心

用於：治療面癱。

處方：巴豆仁7粒。

用法：上藥搗成泥狀。口眼向左歪，藥敷右手心，口眼向右歪，藥敷左手心。然後取一杯熱水，用敷有藥的手握固。每日1次。

療效：用藥4次見效。

方法4 鱔魚乳香膏敷地倉等穴

用於：治療面神經麻痹，口眼歪斜。

處方：鮮鱔魚血、乳香末適量。

用法：二藥拌勻，敷地倉、頰車、下關、顴髎、大迎、巨髎穴周圍。每日1～2次。7日為1療程。

療效：據報導，用藥3日見效。

方法 5 半夏瓜蔞熱敷患處

用於：治療面癱。

處方：半夏、全瓜蔞、川貝母、白蘞、白芨、川烏各 10 克，白附子 9 克，白芥子 12 克。

用法：上藥共為細末，加陳米醋拌濕，炒熱裝入用 2 層紗布做的袋內敷患處。口向左歪敷右側，口向右歪敷左側，藥涼後，炒熱再敷。

療效：據報導，一般用藥 2～3 次見效。

方法 6 南星附子散貼神闕等穴

用於：治療中風口眼歪斜。

處方：膽南星 5 克，白附子 3 克，馬錢子 50 克，芫花 20 克，白胡椒、明雄黃各 2 克。

用法：先將馬錢子放鍋內加水與綠豆少許，放上煎熬，待豆熟，將馬錢子撈出剝去皮毛，碾成碎塊。然後在鍋內放沙，炒熱，入馬錢子碎塊於沙內，用木棒不停地攪拌，馬錢子呈黃褐色時，取出與諸藥混合粉碎為末。取藥末 10～15 克，撒於膠布中央，貼於神闕、牽正穴，2 日 1 換。

療效：一般用藥 5～8 次見效。

方法 7 附子僵蠶熱敷患側

用於：治療血管神經機能紊亂所致的面癱。

處方：白附子 20 克，白僵蠶 20 克，全蟲 20 克，冰片 10 克。

用法：先將前 3 味共研為細末，再加冰片，加少許松節油調成塊狀，用紗布包裹敷於患側耳垂後下，用暖水袋放在藥包上熱敷。每次1小時，每日1次。

療效：據《中國鄉土醫生》雜誌報導，此法治療血管神經機能紊亂所致的面癱用藥4～5次見效。

方法8 天麻白芨膏敷患側

用於：治療面神經炎。

處方：天麻、白芨、白僵蠶、南星、地風各8克，巴豆5粒，鮮薑500克。

用法：上藥烘乾，研為細末，鮮生薑汁調和成藥膏，紗布包裹，敷患側7～8小時，即可取下。

療效：一般1劑即癒。

三十五、痛 風

痛風是嘌呤代謝障礙性疾病，血清尿酸水平升高，尿酸鹽以結晶形式沉積於組織，表現有急性和慢性痛風性關節炎、關節畸形、痛風石、腎結石和腎臟病變。多發於中年男性，女性發病率極低，症狀不明顯。臨床經歷無症狀期、急性關節炎期和慢性關節炎期。本病與中醫學的「痹證」類似。

治療痛風，有以下幾種特效的貼敷方法：

方法1 芙蓉大黃膏敷患處

用於：治療痛風性關節炎。

處方：芙蓉葉、生大黃、赤小豆各等份。

用法：上藥共研細末，按4：6之比例加入凡士林，調和為膏，敷於患處，每日 1 次，10 次為 1 療程。

療效：一般 1 個療程見效。

方法 2 半夏附子散敷患處

用於：治療痛風。

處方：生半夏、生附子、生狼毒、生南星、生川烏、生草烏各 10 克。

用法：上藥乾燥，混合粉碎成細粉，拌勻撒於膠布中心，敷貼於患處。每日 1 次，5～8 次為 1 療程。

療效：一般 1～3 療程可癒。

方法 3 紅花桂枝油塗敷痛處

用於：治療痛風關節疼痛。

處方：紅花 10 克，桂枝、白芷、草烏、川烏、全當歸各 15 克，白酒 500 毫升。

用法：將上藥浸於 500 毫升白酒中，24 小時後去渣取酒，再加入 10 瓶風油精（醫藥店有售），搖勻後裝入 500 毫升輸液瓶中備用。用時塗敷痛處。每日 3 次，10 次為 1 療程。

療效：據《中醫雜誌》報導，治療 1～3 個療程可癒。

三十六、風濕性關節炎

風濕性關節炎發病多與感染、受寒、潮濕、疲勞、外傷、內分泌紊亂有關，有急性和慢性兩種。急性風濕性關節炎，是風濕熱的主要症狀之一，臨床表現為發燒及膝、肘、踝、腕等大關節紅、腫、熱、痛，多為對稱游走性。常在關節附近出現皮下結節，環形紅斑。慢性風濕性關節炎，多無急性發作的經過，關節外部無明顯炎症現象，只有各大關節呈游走性或固定性的疼痛，陰雨天或受涼，疼痛加重。屬於中醫學「痹症」的範疇。

治療風濕性關節炎，有以下幾種特效的貼敷方法：

方法 1 石龍芮泥敷患處

用於：治療風濕性關節炎。

處方：石龍芮全草。

用法：上藥切碎搗爛，加適量白糖，調勻敷患處，用濕紗布包蓋 8～10 小時。局部若發泡，2 日後水泡成熟，用消毒鑷子去其水泡，以紗布包紮。

療效：一般用藥 3～5 次見效。

方法 2 向日葵膏敷患處

用於：治療風濕性關節炎、肩周炎及無名腫毒。

處方：向日葵盤（開花時採下）2 個。

用法：取上藥適量煎成糊狀，外敷患處，2 天 1 次。5～8 次為 1 療程。

療效：用藥 2～3 次見效。

方法 3 乳香沒藥膏貼膝眼等穴

用於：治療風濕性關節炎、肌肉疼痛等證。

處方：乳香、沒藥各 12 克，元寸 0.3 克，牛皮膠 120 克，生薑汁 240 毫升。

用法：先將薑汁、牛皮膠溫化，將乳香、沒藥末加入攪勻，離火，待少溫時拌入元寸末，收膏，取膠布數塊，將藥膏攤於膠布中間，分別貼敷在外膝眼、陽陵泉、風市、環跳穴上。每日 1 換。

療效：用藥半小時後痛止、腫消。

方法 4 川椒木香散貼腰處

用於：治療風濕性腰痛。

處方：川椒、木香、升麻、川楝、肉桂、破故紙、大茴香各 30 克，附子、丁香各 15 克，艾絨 30 克。

用法：上藥研碎和勻，縫入腰圍，將腰圍圍貼於腰處。

療效：一般 5～10 日後見效。

方法 5 祛痹止痛除濕消風膏貼患處

用於：治療關節痹痛、腰痛、坐骨神經痛、纖維組織炎、肩周炎。

處方：草烏、沒藥、乳香、白芥子、威靈仙、巴豆、黃芪、防風、秦皮、肉桂各等份，食用油、樟丹各適量。

用法：將上藥用食用油加樟丹煎製成膏，攤於紙上，每紙重約 14 克。先用熱薑湯將患處擦至充血發紅後，擦乾水分，將膏化開貼於患處，每張貼 15～20 天。

療效：一般1貼見效。

三十七、瘧 疾

瘧疾又名「打擺子」，是由蚊子傳播的一種傳染病，是由於瘧原蟲寄生在人體網狀內皮系統及血液所引起的。發病急、寒顫、高燒、劇烈頭痛，至大汗後燒退，呈周期性發作，有時可伴有全身痛、噁心、嘔吐等症狀。按發作的周期可分為：間日瘧，每隔一日發一次；三日瘧，每隔二日發一次；惡性瘧，每日或隔日發一次。臨床上以間日瘧為最多見。

治療瘧疾，有以下幾種特效的貼敷方法：

方法1 胡椒散貼大椎穴

用於：治療瘧疾。

處方：胡椒10～15粒。

用法：將上藥研為細末，置於膠布中央，貼在大椎穴上。7日為1療程。

療效：一般治療1個療程可治癒。

方法2 毛茛葉泥膏敷寸口處

用於：治療瘧疾。

處方：新鮮毛茛葉30克。

用法：上藥揉爛，敷貼於寸口處，外用紗布固定，一夜後局部皮膚起泡即去藥，用消毒紗布包紮好。

療效：用藥1～2次見效。

方法3 華芨膏貼臍

用於：治療寒瘧。

處方：蓽茇1粒。

用法：上藥研為細末，放在暖臍膏上，貼於臍部。3～5次為1療程。

療效：用藥1～2次見效。

方法4 木鱉黃丹餅貼食倉、梁門穴

用於：治療久瘧不癒或癒後脅下有痞塊者。

處方：獨頭蒜1枚，黃丹3克，番木鱉3克（培末）。

用法：3味藥物放在一起搗融後，製成直徑約4平方公分大藥餅，敷貼在食倉、梁門上，上蓋紗布，膠布固定，待口中有蒜氣出，揭去藥物。每隔3日貼1次。

療效：一般用藥1～2次見效。

三十八、中 暑

中暑俗稱「發痧」，常發生於夏季或長時間從事高溫作業的人員。缺乏必要的防暑降溫措施，體質虛弱、過度勞累均可誘發本病。中暑的病情有輕症重症兩種。輕症主要表現為頭痛、頭昏、胸悶、噁心、嘔吐、口渴、發熱不出汗、煩躁不安、全身疲乏、肢體自覺酸痛等。重症病人除了上述症狀外，還可有肢體發冷、面色蒼白、心慌氣短、全身冷汗，嚴重者可出現神志昏迷、腓腸肌痙攣及四肢抽搐等。

治療中暑，有以下幾種特效的貼敷方法：

方法 1 冰塊敷腹

用於：治療中暑。

處方：冰 1 塊。

用法：將冰置於腹上，使體溫降至基本正常為止。有畏風惡寒者忌用。

療效：10 分鐘後見效。

方法 2 清涼油敷臍及太陽穴

用於：治療中暑。

處方：清涼油 1 盒。

用法：將清涼油半盒填入患者臍孔中，用手輕輕按之。另用清涼油塗雙側太陽穴，並輕按穴位。

療效：一般敷塗半小時症狀漸消。

方法 3 鮮荷花膏敷臍及天樞穴

用於：治療中暑。

處方：鮮荷花或鮮荷葉適量。

用法：上藥搗爛成泥狀，敷於臍部及天樞穴部，乾後另換，日不間斷。

療效：3～5 小時見效。

方法 4 青蒿薄荷油泥膏敷臍

用於：治療中暑。

處方：青蒿、薄荷油各適量。

用法：將青蒿搗成泥狀，用薄荷油拌匀，敷於臍部及周圍。乾後另換，直至症狀減輕或消失。

療效：一般用藥 2 小時後見效。

第二節　外科病症貼敷療法

一、癤

癤通常是葡萄球菌引起的一種毛囊或皮脂腺的化膿性炎症。小者無顯著的全身症狀，大者可引起發冷發燒。上唇和鼻部的癤腫，如處理不當可傳播到顱內靜脈竇，引起全身感染。

治療癤，有以下幾種特效的貼敷方法：

方法1 蒲公英泥膏敷患處

用於：治療瘡癤。

處方：鮮蒲公英適量。

用法：洗淨搗爛後，敷患處。每日2～3次。

療效：治療3～5日見效。

方法2 鳳仙花泥膏敷患處

用於：治療瘡癤。

處方：鳳仙花全草適量。

用法：搗爛，敷患處。每日2～6次。

療效：一般2～3日見效。

方法3 決明泥膏敷患處

用於：治療瘡癤。

處方：鮮決明莖葉適量。

用法：搗爛，敷患處。每日2～4次。

療效：治療3～6日痊癒。

方法 4 鮮馬齒莧膏敷患處

用於：治療暑癤。

處方：鮮馬齒莧適量。

用法：搗爛，敷患處。每日 3～6 次。

療效：用藥 3～4 日痊癒。

方法 5 地丁泥膏敷患處

用於：治療暑癤。

處方：鮮地丁適量。

用法：搗爛，敷患處。每日 3～6 次。

療效：用藥 3～5 日痊癒。

方法 6 絲瓜葉泥膏敷患處

用於：治療暑癤。

處方：鮮絲瓜葉適量。

用法：搗爛，敷患處，每日 3～6 次。

療效：用藥 3～5 日痊癒。

方法 7 斬龍劍膏敷患處

用於：治療癤腫。

處方：斬龍劍全草適量。

用法：上藥熬膏，外敷患處。每日 1 次。

療效：用藥 3～5 日痊癒。

方法 8 白鮮皮膏敷患處

用於：治療癤腫。

處方：白鮮皮適量。

用法：上藥熬膏外敷患處。每日 1 次。

療效：用藥3～6次痊癒。

方法9 羊蹄葉泥膏敷患處

用於：治療癤腫。

處方：鮮羊蹄葉、根60克，鮮馬齒莧60克。

用法：上藥共搗爛成為泥膏，外敷患處。每日3～6次。

療效：用藥3～6日痊癒。

方法10 加味松葉泥膏敷患處

用於：治療瘡癤。

處方：松葉、鮮馬齒莧、白礬、白糖、雞蛋清各適量，活蚯蚓2～5條。

用法：上藥共搗爛，敷患處。每日3～6次。

療效：用藥2～5日痊癒。

方法11 狼毒膏敷患處

用於：治療瘡癤。

處方：狼毒草適量。

用法：加水煎熬成膏，敷患處，用布包紮。每日1換。

療效：一般用藥2～5日痊癒。

方法12 公英醬草膏敷患處

用於：治療瘡癤。

處方：蒲公英250克，敗醬草120克。

用法：水煎成膏，敷患處。每日1換。

療效：一般用藥2～4日痊癒。

方法 13 地丁公英膏貼患處

用於：瘡癤的治療。

處方：地丁、蒲公英、苦參各 250 克，麻油 500 毫升。

用法：將上 3 味藥放在水中煎煮至藥枯，撈出藥渣，加入麻油再熬至油開，然後加黃丹 250 克繼續煎熬，至藥膏滴入水中成珠為止，倒入涼水中，待冷取出，製成膏藥，貼患處。3 日 1 換。

療效：用藥 3～5 貼痊癒。

方法 14 柳葉膏敷患處

用於：治療癤腫未潰時。

處方：柳葉適量。

用法：鮮柳葉洗淨，煮熬成膏，外敷癤腫處每天換藥 1 次。

療效：用藥 3～6 天痊癒。

方法 15 乳香醋膏敷患處

用於：治療痛、癤、蜂窩組織炎、丹毒、膿腫、腮腺炎、乳腺炎等。

處方：米醋 250 毫升，乳香、沒藥末各 6 克，澱粉 60 克。

用法：將米醋放於砂鍋內煮沸，再將 2 味中藥放入攪勻，隨攪隨下澱粉，待成糊狀後倒在厚牛皮紙上塗抹，敷於患處，紗布固定。每日 1 換。

療效：用藥 3～6 日痊癒。

方法 16 藤黃當歸膏敷患處

用於：治療化膿性感染。

處方：藤黃 9 克，當歸 5 克，赤芍 15 克，梔子 15 克，白芷 15 克，紅花 15 克，大黃 15 克，山萘9 克，皂刺 9 克。

用法：上藥共研細末，用蛋清調糊狀，加樟腦粉 2 克，外敷患處，每日 1 次。

療效：一般用藥 2～5 日痊癒。

方法 17 四黃生地膏貼患處

用於：治療瘡癤。

處方：黃連 10 克，黃柏 10 克，生地 20 克，姜黃 3 克，麻油 20 克，黃蠟 30 克。

用法：將藥物研細末，熬煉成膏，攤塗於紗布上，外敷貼患處。隔日 1 換。

療效：一般用藥 3～5 貼痊癒。

方法 18 紅花歸尾醋膏敷患處

用於：治療瘡癤、癰、疽、疔、腫毒。

處方：穿山甲、紅花、歸尾、獨活、黃柏、生南星、生半夏、天仙子、赤小豆、大黃各等份。

用法：將上藥研末拌勻，患處破潰者用醋調敷患處，已破者用泡開的茶葉水調藥敷患處，中間留一小孔，以助發散拔膿，每天換藥 1 次，治癒為止。

療效：一般用藥 5～6 日痊癒。

方法 19 魚腥犁頭草膏貼敷患處

用於：治療瘡癤。

處方：魚腥草30克，天冬12克，犁頭草30克，天胡荽8克。

用法：共搗爛，外敷貼患處。每日3次。

療效：據《中國民間敷藥療法》報導，用藥3日見效。

方法20 蝸牛膏敷患處

用於：治療癤腫。

處方：鮮蝸牛30克，馬齒莧、陳石灰各30克。

用法：上藥共搗爛，敷患處。每日3～6次。

療效：一般用藥3～5日痊癒。

方法21 木芙蓉膏敷患處

用於：治療癤腫。

處方：木芙蓉葉、花適量。

用法：上藥曬乾，研為細末，裝瓶備用。用時，加入凡士林調成1：4的軟膏，外敷患處。每日2次。

療效：用藥3～6日痊癒。

方法22 半枝蓮消腫膏敷患處

用於：治療癤腫。

處方：鮮半枝蓮、魚腥草各等量。

用法：上藥洗淨後，加入少量食鹽搗爛，外敷於癤瘡周圍，每天換藥2～3次。對將要化膿的癤瘡敷藥時，要留出化膿點。

療效：一般用藥3天見效。

方法 23 藤黃乳香膏貼患處

用於：治療暑癤。

處方：嫩松香 2500 克，藤黃 50克，乳香、沒藥各 20 克，麻油適量。

用法：將上藥放於麻油熬膏，加入飛辰砂 30 克調勻，攤於桐油紙上，如銅元大小，對折備用。用時烘烊攤開，外貼患處。每日更換 1 次。

療效：據《江蘇中醫》報導，用藥 3～5 日痊癒。

二、疔 瘡

疔瘡是發病迅速、易於惡化（走黃）、危險性較大、生於體表的化膿性疾患。其發病急，病情較重。局部有腫脹、發熱、針刺樣疼痛或劇烈跳痛。按其發病部位和性質的不同分為顏面疔、手足疔、紅絲疔、疫疔、爛疔等。

方法 1 雄黃蜈蚣膏敷患指

用於：治療指疔。

處方：豬苦膽 1 個，雄黃少許，蜈蚣 1 條。

用法：雄黃、蜈蚣共研細粉，裝入豬苦膽內，將患指插入膽內。每次 1～3 小時，每日 2 次。

療效：用藥 3～5 日見效。

方法 2 疔毒膏敷患處

用於：治療疔毒。

處方：鮮疔毒草適量。

用法：搗爛敷患處。每日 3～6 次。

療效：一般用藥 2 日後見效。

方法 3 蔥泥膏敷患處

用於：治療疔毒。

處方：連鬚蔥適量。

用法：上藥煮熟後，搗爛敷患處。每日 3 次。

療效：一般用藥 3 日後見效。

方法 4 獨角蓮泥膏敷患處

用於：治療疔毒。

處方：獨角蓮適量。

用法：搗爛敷患處。每日 3～6 次。

療效：一般用藥 5～8 日痊癒。

方法 5 土貝母泥膏敷患處

用於：治療疔毒。

處方：土貝母適量。

用法：搗爛敷患處。每日 2～4 次。

療效：一般用藥 3～6 日痊癒。

方法 6 南星泥膏敷患處

用於：治療疔毒。

處方：天南星適量。

用法：搗爛敷患處。每日 3～6 次。

療效：一般用藥 3～6 日痊癒。

方法 7 桐油辣椒膏敷患處

用於：治療指疔。

處方：紅色乾辣椒及生桐油各適量。

用法：取完整的辣椒1個，除去蒂、仁，倒入適量桐油，將指插入椒皮囊內。也可將辣椒置於桐油內浸泡10～20分鐘後，敷在疔瘡上。1～2小時更換1次。

療效：用藥3～6日痊癒。

方法8 三黃蜂房膏敷患處

用於：治療疔瘡。

處方：野蜂房1個，黃連、黃芩、黃柏各5克。

用法：將蜂房燒存性，研末，與三黃末混勻，調茶油敷患處。每日換3次。

療效：一般用藥3～5日痊癒。

方法9 山梔雄黃散敷手心

用於：治療疔瘡。

處方：山梔、雄黃、大黃、蔥鬚、生薑各等份。

用法：上藥共研細末，裝瓶備用。用時將上藥末敷手心，覆蓋紗布，膠布固定。隔1～2天換藥1次。

療效：用藥4～6次痊癒。

方法10 烏梅輕粉糊膏敷瘡面

用於：治療疔瘡。

處方：建烏梅2份，輕粉1份。

用法：烏梅肉火煅存性，研為細末。輕粉研細，入烏梅粉混勻裝瓶備用。用時以水調為糊狀，敷於瘡面，用膠布固定。每日換藥1次。

療效：一般用藥3～6日痊癒。

方法 11 辣蓼葉泥膏敷患處

用於：治療疔瘡初起。

處方：辣蓼鮮葉適量。

用法：將鮮蓼葉搗爛外敷患處。每日換藥 3 次。

療效：據《中國農村醫學》報導，用藥 3 日見效。

方法 12 蒼耳蟲油膏敷患處

用於：治療顏面和手部疔瘡。

處方：蒼耳蟲 100 條。

用法：將活蒼耳蟲浸麻油內悶死，每 40 毫升麻油浸蒼耳蟲 100 條，加冰片 1 克，臨用時取蒼耳蟲 2～6 條搗爛外敷於瘡頂。每日換藥 1 次。

療效：據《湖南中醫學院學報》報導，用藥 3 日後見效。

方法 13 二香銀珠油膏貼患處

用於：治療顏面疔瘡。

處方：蓖麻肉、松香各 60 克，乳香、沒藥各 9 克，銀珠 15 克，輕粉 12 克，麝香 0.3 克。

用法：先將蓖麻肉、松香搗勻，然後再加入餘藥共搗千餘下。或將蓖麻油 60 毫升加入松香，烊化後加入餘藥，攪勻浸入冷水中備用。用時揑成薄餅，外蓋貼患處。每日換藥 1 次。

療效：一般用此法治療 3 日後見效。

方法 14 白黃蠟松香膏敷患處

用於：治療疔瘡。

處方：麻油 200 克，松香 500 克，白蠟 50 克，黃蠟 250 克，製沒藥 125 克，銅綠 125 克，百草霜 125 克。

用法：將麻油煎沸至 140°～160℃，入製松香 500 克，熔化後下白蠟、黃蠟，熔化後過濾去渣，再倒入鍋內，下製松香 500 克，俟漲潮、落潮後，再入製沒藥 125 克，又經漲潮落潮後放入銅綠，最後入百草霜，再經漲潮落潮後，倒入盛器冷卻即成。每次用 2～5 克，將藥膏揉捏成圓形薄餅，中厚邊薄，貼敷患處，以紗布包好，膠布固定即可。每日換藥 1 次。

療效：據《湖南中醫雜誌》報導，用此法治療疔瘡 3 日後見效。

方法 15 疔瘡膏貼患處

用於：治療疔瘡。

處方：生麻黃、生半夏、生南星、生川烏、生草烏、桂枝梢、吳茱萸各 30 克，僵蠶、白芥子、白蘞、白芨、川斷、白芷各 45 克，生大黃、赤芍、當歸、川芎、黃柏各 60 克，忍冬藤 100 克，陳皮、木鱉子各 40 克，東丹（每 100 克加料油 30 克），銅綠（每 100 克加料油 10 克），松香各適量，新鮮榆、槐、桑、柳、桃樹枝各 250 克，麻油 5000 克。

用法：上藥製成膏藥，根據疔瘡性質不同選用摻藥（如四消散、紅靈散、陰毒內消散、陽毒內消散等），使摻藥對準瘡頂貼於患處。2 日 1 次，連用 2～3 次為 1

療程。

療效：據《安徽中醫學院學報》報導，用此法治療1～2療程痊癒。

三、癰

癰是多數相鄰的毛囊和皮脂腺的急性化膿性炎症。範圍較大，多個膿頭，好發於頸後及背部，全身症狀明顯。多發生於抵抗力較低的病人，如糖尿病患者。

治療癰，有以下幾種特效貼敷方法：

方法1 野菊泥膏敷患處

用於：治療癰腫。

處方：野菊花適量。

用法：上藥搗爛，敷患處。每日3～6次。

療效：一般治療4日後見效。

方法2 垂盆草膏敷患處

用於：治療癰、蜂窩組織炎等外科疾病。

處方：鮮垂盆草60～120克。

用法：將上藥洗淨，搗爛加乾麵粉少許調成糊狀。用時，外敷患處，每日或隔日1次。

療效：一般用此法治療5～8日可癒。

方法3 癰腫內消膏塗患處

用於：治療癰腫瘡瘍初起、紅腫熱痛患者。對燒傷、燙傷也有一定的療效。

處方：大黃30克，薑黃30克，白芷30克，天南星 12 克，陳皮 12 克，蒼朮 12 克，厚朴 12 克，甘草 12 克，天花粉 60 克。

用法：將上藥烘乾，研碎成細末，取凡士林 1760 克，置乾淨鍋內加熱融化，待溫，加入上述各藥細粉，拌勻即成。冬季可加適量的甘油或液體石蠟。使用時，直接外塗於患處或製成藥紗條消毒備用。用時，每隔 1～3 天換藥 1 次。

療效：一般用藥 3～6 次痊癒。

方法 4 大黃消毒膏塗患處

用於：治療一切癰毒，疔瘡。

處方：大黃末 15 克，雞蛋清適量。

用法：取大黃末，以雞蛋清調勻，塗敷患處，或用米醋調敷，每日換藥 1 次。

療效：據《中級醫刊》報導，用此法治療 5～7 日痊癒。

方法 5 喜樹葉鹽膏敷患處

用於：治療瘡癰、癤腫初起。

處方：喜樹鮮嫩葉適量，食鹽少許。

用法：將鮮喜樹嫩葉加食鹽搗爛外敷患處。每日換藥 3～6 次

療效：一般用此法治療 3～5 日可癒。

方法 6 綠豆蛋清膏敷患處

用於：治療癰、瘡、丹毒等症。

處方：綠豆 50 克，雞蛋 1 枚。

用法：將綠豆研成粉末，用雞蛋清調成糊狀敷患處。每日換藥3～6次。

療效：一般用此法治療癰瘡5～8日見效。

方法7 絲瓜犁頭草泥膏敷患處

用於：治療瘡癰紅腫。

處方：鮮絲瓜花15克，鮮犁頭草15克。

用法：將上藥共搗爛外敷患處，每日1次。

療效：一般用藥5～7日可獲明顯療效。

方法8 土狗糖膏敷患處

用於：治療癰腫破潰。

處方：土狗數只，紅糖適量。

用法：將上藥搗爛，加入適量防腐劑，用時將患處用生理鹽水清洗乾淨，每日或隔日外敷1次，用無菌紗布覆蓋創面。

療效：一般用藥3～5次即癒。

方法9 蔥蜜膏敷患處

用於：治療癰。

處方：生蔥、蜜、糖各適量。

用法：上藥搗爛成泥狀，外敷患處，用敷料或繃帶固定，每日1次，10次為1療程。

療效：一般用此法治療1個療程可癒。

方法10 白降丹膏貼患處

用於：治療癰、癤、膿腫。

處方：白降丹10克，明雄5克，冰片3克。

用法：將上3味藥共研細末，據患部紅腫硬塊大小而攤成膏。第一張攤成後，用針刺透膏藥呈無數孔，第2張均勻撒藥0.01克，藥量不宜過多，兩張膏藥攤成後加溫重疊，刺有針孔的緊貼患處，3天換藥1次。

療效：據《新中醫》報導，一般貼1～3張即癒。

方法11 松香血竭膏塗患處

用於：治療疔瘡癰腫及各種軟組織急性炎症。

處方：松香60克，血竭90克，銀朱90克，大黃90克，玄明粉90克，樟腦60克，麝香1克。

用法：先將松香、血竭、大黃、玄明粉分別研細過篩，再把銀朱按等量遞升法與上述藥粉混勻過篩備用。配制時，將樟腦按比例與上述藥粉混勻，最後將麝香溶於適量的75%酒精中，加入上述藥粉調成軟膏狀，充分混勻後密蓋備用。用時將上藥直接塗於患處，再用消毒紗布敷蓋固定，每隔2～3天換藥1次。

療效：一般用藥3～5次即癒。

方法12 蟾蜍皮貼患處

用於：治療癰疽瘡瘍。

處方：活蟾蜍數個。

用法：將捕捉的活蟾蜍，用清水洗淨，再將蟾蜍背皮剝下貼患處，貼後約2～3小時即乾，可將其取下用清水略浸泡再貼，每日貼2～3張。

療效：一般連貼3～5日見效。

四、疽

疽包括兩種性質不同的疾病，一種是初起有頭的，另一種是初起無頭的。有頭疽是發生在肌膚間的急性化膿性疾患。其發病部位多在項、背等皮膚堅韌、肌肉豐厚之處。發病者以中老年偏多。

其病症特點是，初起皮膚上即有粟米樣膿頭，焮熱紅腫疼痛，易向深部及周圍擴散，膿頭相繼增多，潰爛後狀如蜂窩，指按膿不易流出。無頭疽是一種發生於骨骼與關節間的急性化膿性疾病。

治療疽，有以下幾種特效的貼敷方法：

方法1 雄黃膽包指

用於：治療瘭疽（手部感染）。

處方：豬苦膽1個，雄黃1.5克。

用法：將雄黃加入豬苦膽，手指插入包好。每日1換。

療效：一般按此法治療3～7日即癒。

方法2 蜈蚣全蝎膏敷患處

用於：治療瘭疽（手部感染）。

處方：蜈蚣2條，全蝎6克，雄黃15克。

用法：上藥共研細末，用雞蛋清調敷患處。每日1換。

療效：一般用此法治療3～7日可獲痊癒。

方法3 甘草油膏敷患處

用於：治療脫疽。

處方：生甘草適量。

用法：將生甘草研成細末，麻油調敷患處，逐日更換。

療效：一般用此法治療 3～5 日見效。

方法 4 蓖麻子蜂房散敷患處

用於：治療發背疽。

處方：蜂房 60 克，蓖麻子 60 克，冰片 5 克。

用法：先把蓖麻子放在新瓦盆內燒焙，待蓖麻子油盡成炭時，再把蜂房放入盆內繼續燒焙，使 2 藥均為炭，涼透後加冰片，共研細面備用。用時將患部清洗消毒，有膿時必須鉗出，然後將藥粉敷在患處，每日 1 次。

療效：據《河南中醫》報導，用此法治療發背疽 3～5 日見效。

方法 5 川草烏糊膏敷患處

用於：治療腦疽發背。

處方：川烏、草烏、狼毒、甘草各 15 克。

用法：共研細末，以 7／10 蜂蜜，3／10 冷開水調，未潰者全敷，已潰者只敷四周，留出頭頂。每日敷 2 次。

療效：據《新中醫》報導，用此法治療腦疽發背 3～5 日見效。

方法 6 紫荊獨活膏敷患處

用於：治療癰疽發背，陰陽不和，冷熱瘀凝者。

處方：紫荊皮150克，獨活90克，白芷90克，赤芍60克，石菖蒲45克。

用法：上藥曬乾，研為細末，蔥酒調敷患處。每日2～3次。

療效：一般連續用藥5～8日可癒。

方法7 蓽拔百草霜敷患處

用於：治療附骨疽。

處方：露蜂房120克，公丁香60克，蓽拔60克，細辛60克，百草霜60克。

用法：上藥共研細末，貯瓶備用。用時取藥末10克，太乙藥膏90克，加乳香、沒藥各1. 5克，烊化拌勻，攤膏敷貼。非屬寒性腫瘍者不宜使用。

療效：一般用藥治療5～8日後痊癒。

方法8 血藤蠟餅敷瘡面

用於：治療有頭疽。

處方：血藤根、葉各20克，蜂蠟100克。

用法：先將蜂蠟裝入缸內置火上熔化，再摻入血藤根、葉粉，離火，趁未凝時，分別捏作1公分厚，與癰腫面積相等的圓餅，覆蓋在瘡面上，外加敷料膠布固定，每天換藥1次。

療效：據報導，一般用藥5～8日可癒。

方法9 川草烏膏貼患處

用於：治療脫疽。

處方：川烏、草烏、獨活、羌活、白芷、細辛、防風、血竭各30克，乳香、沒藥，公丁香、赤芍、桃仁各36克，紅花、木鱉、草麻仁、白芨、自然銅各39克，鐵吊草葉60克，當歸90克，川三七21克，甘草15克，楓膠12克，松香500克，麻油250克。

用法：先將麻油煮滾，再加入松香、楓膠，俟溶化攪勻，將前23味研末，入油內攪勻成膏，外貼患處。隔日1換。

療效：一般用藥治療5～8次即癒。

五、臁 瘡

臁瘡是生於小腿下端內外側的慢性潰瘍，潰瘍邊緣往往有色素沉著，大多數是由於下肢靜脈曲張而引起的，少數是因為外傷後感染而引起的。

治療臁瘡，有以下幾種特效的貼敷方法：

方法1 楸樹葉貼患處

用於：治療下肢慢性潰瘍。

處方：楸樹葉適量，醋適量。

用法：楸樹葉用醋稍煮，將葉撈出貼於患處。每日貼8～12次。

療效：一般連續貼15～30日可癒。

方法2 胡蘿蔔膏敷患處

用於：治療下肢慢性潰瘍。

處方：胡蘿蔔適量。

用法：煮熟搗爛，敷患處。每日2～3次。

療效：一般治療 8～15 日見效。

方法 3 大薊泥膏敷患處

用於：治療下肢慢性潰瘍。

處方：鮮大薊適量。

用法：搗爛，敷患處。每日換藥 3～6 次。

療效：一般用此法治療 8～15 日見效。

方法 4 地骨皮油膏敷患處

用於：治療下肢慢性潰瘍。

處方：炒地骨皮 15 克，炒螞蚱 3 個，蜂蠟少許，松香適量，炒雞腿骨 1 個。

用法：共研細粉，香油調搽患處。每日 3 次。

療效：一般用此法治療 8～15 日見效。

方法 5 菊花側柏膏敷患處

用於：治療臁瘡腿。

處方：菊花 30 克，側柏葉 30 克。

用法：水煎上藥後去渣，再熬成稀膏敷患處。每日換藥 1 次。

療效：一般用此法治療臁瘡 8～10 日見效。

方法 6 苦麻菜膏敷患處

用於：治療臁瘡腿。

處方：苦麻菜全草適量。

用法：熬膏敷患處。每日 1 次。

療效：一般用此法治療臁瘡 10 日見效。

方法 7 醋麻葉敷患處

用於：治療臁瘡腿。

處方：蓖麻葉、米醋各適量。

用法：將蓖麻葉洗淨涼乾，置於米醋中浸泡一星期左右，再加入2‰苯甲酸鈉少許做防腐劑，貯瓶備用。用時，常規清潔瘡面後，按瘡面大小剪蓖麻葉敷貼於患處。外用紗布包紮。在紗布上塗少許的凡士林，以免潰瘍面乾燥生痛。

療效：用此法治療5～10日見效。

方法8 冬青葉膏貼患處

用於：治療臁瘡腿。

處方：冬青葉、紅糖各等量。

用法：將冬青葉洗淨烘乾，研末。用時將藥末與紅糖各半，入缽內加水調勻，置火上煮成膏狀，攤於紗布敷貼於患處。每日1換。

療效：一般貼5～10次見效。

方法9 雞蛋油貼潰瘍面

用於：治療臁瘡。

處方：雞蛋10個。

用法：將雞蛋煮熟後去皮，蛋黃放入小鐵鍋中用文火炒煎至油出，挑出蛋黃，並投入數小塊紗布拌勻後備用。清創後用蛋黃油紗布敷貼潰瘍面並包紮，每日1次。療程10～30天。

療效：據《浙江中醫》雜誌報導，用此法治療1～3療程即癒。

方法 10 石灰散敷創面。

用於：治療下肢潰瘍、凍瘡、燒傷等。

處方：陳石灰適量。

用法：將陳石灰研末，創面清創後將石灰末撒上，然後用硼酸油膏敷料外貼。

療效：據《家庭醫學》報導，用此法治療，10～15日見效。

方法 11 蒼耳子油膏敷創面

用於：治療臁瘡。

處方：蒼耳子 90 克，生豬板油 150 克。

用法：將蒼耳子炒黃研末，與豬油共搗成糊狀。用時先用石灰水（石灰 500 克，加水 4000 毫升沖泡，靜置 1 小時，吸取上清液）洗淨創面，揩乾後敷上藥膏，外用繃帶包紮。冬季 5～7 天，夏季 3 天更換 1 次。

療效：用此法貼藥 5～10 次即癒。

方法 12 鮮天胡荽泥膏敷患處

用於：治療臁瘡。

處方：鮮天胡荽全草 50 克，雞蛋 1 個，土霉素粉 1 支。

用法：將天胡荽洗淨搗爛成糊，放入鍋內炒熱後取出，待溫熱時，放雞蛋，土霉素粉攪勻。外敷時先用溫鹽水洗淨局部膿液，剪除不新鮮的肉芽組織，然後把藥攤於患部，約 0.5 公分，用紗布包好，每日 1 次。

療效：據《江西中醫藥》報導，用此法治療 12

例，痊癒 8 例，好轉 4 例。

方法 13 桑根桐油膏貼患處

用於：治療臁瘡。

處方：鮮桑根白皮、生石膏粉、生桐油各適量。

用法：將上藥搗爛調勻，攤貼患處，大小視瘡面而定，以覆蓋患處為度，用繃帶固定，每天換藥 1 次。3～12 天為 1 療程。

療效：一般用藥 1 個療程見效。

方法 14 官粉銅綠膏貼患處

用於：治療臁瘡。

處方：官粉 30 克，銅綠 30 克，黃蠟 30 克，血餘 1 團，香油 100 毫升。

用法：除黃蠟外，餘品入香油內，文火煎熬，同時以槐枝攪拌，待血餘成炭時離火，入黃蠟熔化收膏，塗於消毒紗布上，患處清創後將藥敷上外加固定。每日 1 換。

療效：用此法治療臁瘡 5～10 日即癒。

方法 15 蹄甲乳香散敷瘡面

用於：治療臁瘡。

處方：豬蹄甲 30 克，乳香 9 克，沒藥 9 克，冰片 6 克，接骨草 9 克。

用法：將獵蹄甲焙至焦黃，乳香沒藥去油，接骨草焙乾，共研細末，再將冰片研細與上藥末混合均勻，貯瓶內密封備用。用時，常規清潔創面，取上藥末加氧化鋅粉適量撒於創面，用敷料包紮。每日1次。

療效：用此法治療臁瘡10～20日即癒。

方法16 丹參白蘞糊膏敷患處

用於：治療下肢潰瘍。

處方：輕粉、冰片、血竭、製乳香、製沒藥各6克，煅石膏、皮膠珠各9克，蜈蚣12克，白蘞18克，丹參15克。

用法：諸藥共研細末，用蛋黃油50～60毫升調成糊狀，清創面後攤藥於紗布上貼敷於患處。1～2天換1次。3個月為1療程。

療效：據《中西醫結合》報導，用此法治療8例，6例痊癒，1例顯效，1例好轉。

六、褥瘡

因久著席褥而生瘡稱為褥瘡。本病以局部皮膚暗紅、破損、肉腐紫暗，四周皮膚腫勢平塌散漫，腐肉脫落，形成潰瘍，經久不斂，甚則潰膿味臭，稀薄為特點。多見於昏迷、中風及其他長期臥床不起的病人，好發於易受壓迫摩擦的部位。

治療褥瘡，有以下幾種特效的貼敷方法：

方法1 乳香黃連散敷創面

用於：治療嚴重褥瘡。

處方：乳香、沒藥、黃連、穿山甲等量。

用法：上藥共研成粉，撒於創面，用無菌紗布包蓋，每天換藥1次。

療效：據曹杜國報導，用此法治療5例嚴重褥瘡，均獲滿意療效。

方法2 馬勃片貼瘡面

用於：治療褥瘡。

處方：馬勃30克。

用法：將馬勃去其外皮，剪成大小不等的薄片，經高壓滅菌後取適量置於瘡面上，再用敷料覆蓋，膠布固定，每日換藥1次。

療效：據報導，用此法治療褥瘡8例，均獲明顯療效。

方法3 消炎生肌膏貼瘡面

用於：治療褥瘡。

處方：當歸30克，白芷、生地各12克，紫草、輕粉、血竭花各6克，橡皮、五花龍骨各9克，甘草18克。

用法：取麻油500克煮沸後將前6味藥分別放入，以文火炸枯撈出，過濾後繼用文火加熱，再將後3味藥研極細末過篩後加入攪勻，兌白蠟30克。涼後攤於紗布上，根據褥瘡面大小外敷於瘡面上。每日1次。1個月為1療程。

療效：用此法治療褥瘡1～2個療程可癒。

七、丹 毒

丹毒是一種皮膚突然鮮紅成片，色如塗丹，迅速蔓延的急性感染性疾病。其特點：病起突然，惡寒發熱，局部皮膚鮮紅，如丹塗脂染，焮熱腫脹，迅速擴大，發無定處。可發生於身體任何部位，多見於腿脛、頭面，如不根治，常可反覆。

治療丹毒，有以下幾種特效的貼敷方法：

方法 1 赤豆膏敷患處

用於：治療丹毒。

處方：赤小豆適量，雞蛋清適量。

用法：將赤小豆研成細粉，用雞蛋清調勻，敷患處，乾後再換。

療效：一般用藥 5～7 日可獲明顯療效。

方法 2 醋鴨跖葉貼患處

用於：治療丹毒。

處方：鮮鴨跖草葉 50 片，食醋 500 毫升。

用法：將鮮鴨跖草葉置食醋中浸泡 1 小時，用葉片外敷患處。乾後再換，每日換藥 4～6 次，至痊癒為止。

療效：一般用藥 5～6 日可癒。

方法 3 蜈蚣油膏敷患處

用於：治療丹毒。

處方：蜈蚣適量。

用法：將蜈蚣置於瓦片上，用文火焙乾，研為細末，加適量香油調為糊狀，外敷患處。每日 1 次。

療效：一般用藥 5～7 日即癒。

方法 4 石膏廣丹油膏敷患處

用於：治療下肢丹毒。

處方：煅石膏 30 克、廣丹 1.5 克、冰片 0.3 克。

用法：上藥共研細末，用麻油適量調成糊狀，外敷患處，每日 2～3 次，5～7 天為 1 療程。

療效：據報導，用此法治療下肢丹毒 15 例，均獲理想療效。

方法 5 紫草黃連油膏敷患處

用於：治療丹毒。

處方：紫草片 30 克，黃連 3 克，冰片 0.3 克，茶油 500 克。

用法：上藥共研細末，用茶油調成糊狀，外敷患處，每日 2～3 次，5～7 天為 1 療程。

療效：據報導，用此法治療丹毒 11 例，均獲明顯療效。

方法 6 芙蓉大黃油膏敷患處

用於：治療丹毒。

處方：芙蓉葉、生大黃各 300 克，生南星、升麻各 100 克。

用法：將上藥共研細末，用凡士林 500 克調成膏狀，外敷患處，每日換藥 1 次。

療效：據《中醫》雜誌報導，用此法治療丹毒 21 例均獲理想療效。

方法 7 荊皮兒茶糊膏敷患處

用於：治療慢性丹毒腫脹。

處方：紫草、紫荊皮、草紅花、兒茶、紅曲、羌活、防風各15克，赤芍、升麻各30克，當歸、白芷各60克，貫仲6克，荊芥穗15克。

用法：上藥共為細末，用蜂蜜或荷葉煎水調和外敷患處。每日2～3次。

療效：據報導，用此法治療丹毒腫脹5～10日可癒。

方法8 三黃膏敷頭頂等部位

用於：治療丹毒。

處方：大黃、黃柏、黃連各10克。

用法：上藥共研細末，用豬膽汁調和，外敷頭頂、劍突下及腳心，以紗布覆蓋，膠布固定。每日換藥1次。

療效：一般用藥5～10日可癒。

八、頸淋巴結核

頸淋巴結核中醫學稱為「瘰癧」，多見於兒童和青年人。結核桿菌大多經扁桃體、齲齒侵入，少數繼發於肺或支氣管的結核病變。但只有在人體抗病能力低下時，才能引起發病。在頸部的一側或雙側出現一個或多個腫大的淋巴結，不紅不熱，可移動，無疼痛。晚期淋巴結發生乾酪樣壞死、液化，形成寒性膿腫。膿腫破潰後，流出豆渣樣或稀米湯樣膿液，最後形成一經久不癒的竇道或慢性潰瘍；潰瘍邊緣皮膚暗紅、肉芽組織蒼白、水腫。病人抗病能力增強和經過恰當治療後，淋巴結的結核病變可停止發展而鈣化。少數病人可有低熱、盜汗、食欲不振、消瘦等全身中毒症狀。

治療頸淋巴結核，有以下幾種特效的貼敷方法：

方法 1 狼毒油膏貼患處

用於：治療淋巴結核。

處方：狼毒草適量，香油 500 毫升。

用法：狼毒草水煮，去渣，再加香油熬，最後加黃丹半斤熬成膏藥，貼患處。2 日換藥 1 次。

療效：一般貼 5～10 次見效。

方法 2 威靈仙醋膏敷患處

用於：治療淋巴結核。

處方：威靈仙、醋各適量。

用法：將威靈仙研細粉，加醋調成糊狀，敷於患處。每日換藥 1 次。

療效：據報導，用此法治療 32 例，均獲明顯效果。

方法 3 半夏糊膏貼患處

用於：治療已潰破的淋巴結核。

處方：生半夏適量。

用法：將生半夏曬乾研末，加水煮成糊狀。先用生理鹽水清潔瘡面，然後將糊劑塗於無菌紗布上，覆蓋患處，包紮。每天換藥 1 次。

療效：據報導，一般用藥 20～45 日可獲痊癒。

方法 4 壁錢貼潰破處

用於：治療已潰破的淋巴結核。

處方：壁錢 1 個。

用法：先將蟢蛛壓死，將壁錢取下，除去蟢蛛，用水浸濕，貼在淋巴結核潰破處。每天 1 次。

療效：用此法治療 5～10 次見效。

方法 5 當歸蜈蚣膏貼患處

用於：治療頸淋巴結核後期已破潰者。

處方：當歸 15 克，蜈蚣 8 克，地龍 8 條，松香 30 克，廣丹 15 克，明雄 20 克，輕粉 10 克，血竭 8 克，銅綠 9 克，桃仁 30 克，蓖麻仁 50 克。

用法：先將桃仁、蓖麻仁入石臼中搗如泥，入松香拌勻，再入其餘 8 味研末兌入，並加適量茶油，搗數千捶成膏，備用。每次 8 克攤於紗布上貼患處，3 天 1 換，3 個月 1 療程。

療效：據《中醫論壇》報導，用此法治療 13 例，均獲較好的效果。

方法 6 龍骨花粉膏敷患處

用於：治療瘰癧。

處方：龍骨 12 克，花粉 6 克，黃丹 3 克，硼砂 3 克，乳香 10 克，血竭 12 克，冰片 3 克，田七 12 克。

用法：上藥共研細末，調拌凡士林成膏，外敷患處。每日換藥1次。

療效：一般用藥10～20日見效。

方法7 蜂房血竭油膏敷患處

用於：治療頸淋巴結核。

處方：露蜂房1個（瓦焙存性），血竭3克，麝香0.4克，山慈姑6克，明礬40克。

用法：共研粉，用香油調，外敷於患部。每日1次，15～20日1療程。

療效：一般1～2個療程見效。

方法8 樟腦冰片膏貼患處

用於：治療頸淋巴結核。

處方：樟腦30克，冰片40克，松香60克，紅粉40克，香油1000克，黃丹500克，蜂蠟60克。

用法：將樟丹、冰片、紅粉浸香油內文火熬至滴水成珠，去渣，加入黃丹、蜂蠟、松香攪勻成膏備用。將患部清洗乾淨後將膏貼患處，2日換1次。

療效：據《四川中醫》報導，用此法治療頸淋巴結核1～2週癒。

九、急性乳腺炎

急性乳腺炎中醫學叫「乳癰」，是常見的乳腺化膿性感染性疾患。常發生在產後1～2個月的哺乳期的婦女，初產婦更為多見。發病常與排乳不暢或乳頭皸裂有關。輕者僅有低燒、乳房脹痛，無明顯的腫塊。

重者有高燒、寒顫、乳腺腫大、跳痛、局部出現硬塊、表面紅腫、有壓痛、腋下淋巴腺腫大，治療不及時可形成膿腫。

治療急性乳腺炎，有以下幾種特效的貼敷方法：

方法 1 蒲公英泥膏敷患處

用於：治療乳癰。

處方：鮮蒲公英適量。

用法：上藥搗爛成泥膏貼敷患處，每日 4～8 次，3 日 1 療程。

療效：一般用藥 1～2 個療程痊癒。

方法 2 仙人掌泥膏敷患處

用於：治療乳癰。

處方：仙人掌 30 克，白礬 9 克。

用法：共搗爛，敷患處，乾後即換。3 日 1 療程。

療效：一般用藥 1～2 個療程痊癒。

方法 3 公英土豆泥膏敷患處

用於：治療乳癰初起。

處方：鮮蒲公英 1 把、土豆 1 個。

用法：上藥洗淨搗爛敷於患處，每日 3～8 次。

療效：據報導，用此法治療 17 例，均獲明顯療效。平均治療 2 日。

方法 4 葡萄根醋泥膏敷患處

用於：治療急性乳腺炎。

處方：新鮮野葡萄根內皮適量。

用法：上藥切碎，搗爛，加入適量的食醋拌勻，外敷於患部，每日 2 次。

療效：用此法治療急性乳腺炎，一般 2～3 日可癒。

方法 5 芙蓉花泥膏敷患處

用於：治療乳腺炎初起。

處方：鮮芙蓉花 125 克，紅糖適量。

用法：上藥搗爛敷患處。每日 3～6 次。

療效：據報導，用此法治療乳腺炎初起 3 日痊癒。

方法 6 側柏蜜膏敷患處

用於：治療乳腺炎初起。

處方：生側柏 30 克，蜂蜜 60 毫升。

用法：上藥共搗爛如泥，敷患處，每日換藥 2次。

療效：一般用藥 3～5 日痊癒。

方法 7 馬蘭泥膏敷患處

用於：治療急性乳腺炎。

處方：鮮馬蘭 120 克，白糖適量。

用法：將鮮馬蘭搗爛取汁，加白糖適量，局部外敷，乾後再換。

療效：一般用此法治療 2～4 日痊癒。

方法 8 蚯蚓醋膏敷患處

用於：治療乳腺炎。

處方：活蚯蚓、陳醋各適量。

用法：取活蚯蚓適量洗淨，搗爛以陳醋調敷患處，每日換藥3次。

療效：一般用此法治療3～4日痊癒。

方法9 消炎通乳膏敷患處

用於：治療乳腺炎。

處方：六神丸30粒，凡士林適量。

用法：將六神丸研細末，用凡士林調勻，外敷患處，每日1換。

療效：據《浙江中醫》報導，用此法治療2～3日痊癒。

方法10 水葛梨頭草膏敷患處

用於：治療乳腺炎。

處方：鮮霧水葛、鮮梨頭草，鮮木芙蓉、鮮蒲公英各適量。

用法：將上藥共搗成泥狀，敷於患處。每日1換。

療效：一般用藥2～3日痊癒。

方法11 大黃白芷酒醋膏敷患處

用於：治療乳腺炎。

處方：大黃末30克，白芷15克，紫花地丁15克，乳香10克，沒藥10克。

用法：將以上諸藥共研為細末，以酒、醋各半調和為軟膏狀，外敷於患處，每日換1次。

療效：用藥3日痊癒。

方法12 三七加味酒膏敷患處

用於：治療乳腺炎。

處方：菊葉三七（塊根）50 克，內風消 30 克，人消腫 30 克，馬鞭草 10 克，蛇含草 20 克，白酒 10 毫升。

用法：將上藥搗爛，和白酒調勻外敷患處，固定包紮，12 小時換藥 1 次。

療效：據《家庭醫學》報導，用此法治療 7 例，3 日後均痊癒。

方法 13 紫荊公英泥膏敷患處

用於：治療乳腺炎。

處方：紫荊皮、蒲公英、芙蓉花各 160 克，獨活 95 克，赤芍 6.5 克，石菖蒲 50 克，白芷 35 克。

用法：上藥共研細末，發病 1～3 天內用熱開水調敷患處，4～7 日用熱酒調敷患處，過敏者用溫蜜糖水調敷。

療效：據《浙江中醫》報導，用此法治療 3 日後均獲較好療效。

十、痔 瘡

肛門內外皆可患痔。痔瘡發生在肛道皮膚外的叫外痔，發生在肛道皮膚和直腸黏膜交界處以上的叫內痔。外痔平常無自覺症狀，但大便乾燥、排便用力過猛時，肛門口外可見青紫色的腫塊，觸痛極明顯；內痔主要症狀為大便時滴鮮血，不痛，或大便上有鮮血，不與糞便混合。內痔脫出，發炎時則疼痛加重。

治療痔瘡，有以下幾種特效的貼敷方法：

方法 1 生肌散敷創面

用於：治療分泌物過多、周圍起濕疹的痔瘡患者。

處方：密陀僧 500 克，滑石粉 250 克，冰片 100 克，輕粉 60 克。

用法：上藥研極細末，撒於創面，每日數次。

療效：用此法治療 7 日見效。

方法 2 血竭膏敷患處

用於：治療痔瘻疼痛。

處方：血竭 30 克。

用法：上藥研為細末，用唾液調勻，頻頻塗敷患處。

療效：用此法治療 7 日後見效。

方法 3 蜈蚣倍子油膏敷患處

用於：治療外痔疼痛。

處方：蜈蚣 4 條，五倍子末 9 克。

用法：用適量香油煎 1～2 沸，將蜈蚣浸入，再入五倍子，裝入瓶內密封。如遇痛不可忍，取藥外敷。

療效：用藥 1 次見效。

方法 4 白礬田螺汁塗敷患處

用於：治療痔瘡。

處方：活田螺 1 隻，白礬少許（研末）。

用法：把田螺外殼洗淨，用清水漂養 1 日使其吐盡泥沙。然後以針刺破加入少許白礬末。過 1 夜後，除去田螺殼用鴨毛蘸汁塗患處。

療效：用藥3～4日見效。

方法 5 絲瓜雄黃膏敷患處

用於：治療痔瘻脫肛。

處方：老絲瓜1個（約250克），陳石灰、雄黃各15克。

用法：將老絲瓜煅燒成灰，石灰、雄黃研為細末，加豬膽汁，雞蛋清及香油各適量，調敷患處，每日2次。

療效：據《家庭醫學》報導，用此法治療7例，6日均痊癒。

方法 6 龍腦芒硝液蘸敷患處

用於：治療外痔。

處方：龍腦片3克，芒硝30克，白礬10克。

用法：以開水1000毫升溶化，乘熱以藥棉適量蘸敷，每次20～30分鐘。

療效：一般用此法治療，7日見效。

方法 7 藜蘆大黃油膏敷患處

用於：治療痔瘡。

處方：藜蘆、大黃、黃連各25克，川楝子、桃仁各14枚，巴豆、蓖麻子各4粒，豬脂1000克。

用法：上藥入豬脂同煎3沸去渣，外敷患處。每日2次。

療效：用此法治療，7日後好轉。

第三節 骨傷科病症貼敷療法

一、扭挫傷

〔概述〕

扭挫傷又稱「傷筋」，是由於跌撲、閃挫以及外力的擊打所致的一種無骨折，無脫臼、無皮肉破損的常見外傷疾患。西醫學稱為急性閉合性軟組織損傷，也稱為軟組織損傷。

方法1 冰塊冷敷傷處

用於：治療急性閉合性軟組織損傷的早期。

處方：冰塊適量。

用法：將冰塊裝入塑料袋敷於患處 20 分鐘。每日 1～3 次。

療效：10 分鐘後見效。

方法2 熱水熱敷患處

用於：治療急性滲出期過後的一切閉合性損傷。

處方：熱水適量。

用法：將毛巾浸透熱水，置敷於傷處，不熱後即更換，每次敷 30 分鐘，每天 1～2 次。

療效：熱敷 4～8 日痊癒。

方法3 麻黃桔梗糊敷患處

用於：治療閉合性損傷，局部紅腫。

處方：甘草30克，車前子30克，麻黃15克，桔梗30克。

用法：上藥共搗成細末，溫開水調敷患處。每日2～4次。

療效：用此法治療4～7日痊癒。

方法4 兔兒傘根糊敷患處

用於：治療閉合性損傷。

處方：兔兒傘根適量。

用法：將上藥泡在白酒中。然後取出曬乾，研成細末調敷患處。每日2～4次。

療效：用此法治療4～7日痊癒。

方法5 鳳仙花泥膏敷患處

用於：治療閉合性損傷。

處方：鳳仙花全草適量。

用法：搗爛敷患處。每日3～6次。

療效：用此法治療4～7日痊癒。

方法6 五虎散酒糊貼疼痛處

用於：治療關節軟組織挫傷。

處方：五虎散1包。

用法：將五虎散用75%酒精調成糊狀，攤在不易透氣的玻璃紙上並貼在疼痛處，膠布固定。每日換藥1次。

療效：用藥4～7日痊癒。

方法7 澤蘭葉泥膏敷患處

用於：治療損傷瘀腫。

處方：澤蘭葉鮮品60克。

用法：上藥搗爛外敷患處。每日3～6次。

療效：據《中國農村醫學》報導，用此法治療4～7日痊癒。

方法8 紅花歸尾膏敷患處

用於：治療身體各部分的軟組織挫傷、關節軟組織挫傷、骨折與脫位的早期、肢體腫脹疼痛等。

處方：生梔仁90克，白芷30克，生南星、生半夏、生川烏、生草烏、細辛、土鱉蟲、制乳沒、紅花、當歸尾各9克。

用法：上藥共研細末，用飴糖開水拌勻成膏備用。用時將適量藥膏攤在棉墊或衛生紙上敷貼於患處，用紗布包紮，每日1換。

療效：據《江西中醫藥》報導，用此法治療5～10日痊癒。

方法9 樟腦冰片蜜膏敷患處

用於：治療軟組織挫傷。

處方：樟腦9克，冰片0.5克，白芷、當歸、大黃、黃芩各40克，乳香、沒藥、紅花、續斷各230克，木香20克。

用法：先將樟腦，冰片研細另放，再將餘藥共研為細末，用時取諸藥適量加生蜂蜜調成糊，攤在膏藥上，敷於患處，2天換藥1次。

療效：用此法治療挫傷12例，均取得好的療效。

方法10 桃仁土鱉蟲膏敷患處

用於：治療軟組織挫傷。

處方：梔子9克，紅花4克，桃仁6克，土鱉蟲4克。

用法：上藥碾為細末，放入碗中用蛋清調成膏狀即可。用藥前先將受傷部位浸泡在10°～15℃的水中，對特殊部位不便浸泡可用熱毛巾濕敷10分鐘，然後擦乾外敷藥膏，紗布蓋之，膠布固定，48小時後取下。

療效：據《中國鄉村醫生》報導，用此法治療3～7日可痊癒。

方法11 紅花鱉蟲糊膏貼患處

用於：治療軟組織損傷。

處方：生梔子10克，生石膏30克，桃仁9克，紅花12克，土鱉蟲6克。

用法：將上藥焙乾，共研細末，備用。用時取藥末用75%酒精浸濕1小時後，再加入蓖麻油適量，調成糊狀。攤於紗布上，直接貼敷患處，用紗布包紮固定，隔日換藥1次。

療效：用此法治療軟組織損傷8日5例，均痊癒。

方法12 活血祛瘀酒膏敷患處

用於：治療軟組織損傷。

處方：大黃500克，土鱉蟲100克，紅花100克，桃仁50克，細辛40克。

用法：將上藥研為細末，混合後備用。用時根據損傷面積的大小，取藥末適量，用75%酒精或白酒將藥末調成糊狀，敷於患處，覆蓋油紙，紗布包紮。每日換藥1次。

療效：一般用藥7～10日痊癒。

方法 13 蒲黃血歇糊膏敷患處

用於：治療急性軟組織損傷。

處方：血歇150克，生蒲黃150克，生大黃150克，黃柏150克，紅花150克，赤芍120克，蘇木120克，兒茶90克，白芷90克，木香90克，元胡90克，海桐皮90克，乳香9克，沒藥90克，冰片60克。

用法：上藥除冰片外，各藥均於80℃以上烘乾研成細末，然後再加冰片混合拌匀備用。用時，根據軟組織損傷範圍的大小，取藥粉適量用溫開水調成糊狀，塗於紗布上，敷於患處，再用繃帶或膠布包紮。每日換藥1次。

療效：據報導，用此法治療急性軟組織損傷19例均痊癒。

方法 14 續斷紅花膏敷患處

用於：治療軟組織損傷。

處方：續斷、紅花、生大黃、梔子、乳香、沒藥、赤芍、白芷各20克，桃仁8克，芙蓉葉75克。

用法：上藥曬乾，共研細末，用75%酒精調成糊狀，敷於患處，2～3日換藥1次。

療效：據《四川中醫》報導，用此法治療15例均癒。

方法15 胡索黃柏膏敷於患處

用於：治療軟組織損傷。

處方：黃柏30克，延胡索、木通各12克，白芷、羌活、獨活、木香各9克，血竭3克。

用法：將上藥共研細末，根據損傷部位大小，取藥末適量加水攤在紗布上敷於患處，每日1次。

療效：據《北京中醫》報導，用此法治療軟組織損傷均獲痊癒。

方法16 黃柏土元液浸敷患處

用於：治療軟組織損傷。

處方：黃柏40克，土元30克，梔子25克，紫草25克，乳香25克，沒藥25克，血竭20克，莪朮20克，木香15克，紅花15克。

用法：上藥搗碎浸泡於50%酒精與蒸餾水2000 ml的混合液15～20天，用時將紗布浸濕藥液貼敷於腫脹部位，覆蓋塑料紙，膠帶固定。

療效：據《山西中醫》報導，用此法治療3～4日痊癒。

方法17 三七葉膏敷患處

用於：治療急性挫傷。

處方：新鮮白背三七葉適量。

用法：將上藥搗爛外敷，用大片狀樹葉蓋在藥上，用繃帶包紮固定。每日換藥1次。

療效：一般用藥3～4日痊癒。

二、外傷出血

外傷出血是指被利器所傷，或被堅硬物擦傷或打擊傷而引起皮膚黏膜血管破裂出血，故又稱紅傷或開放性損傷。

治療外傷出血，有以下幾種特效的貼敷方法：

方法 1 止血膏敷患處

用於：治療外傷出血。

處方：小薊、鐵莧菜、鮮全草各適量。

用法：將上藥搗爛，敷於患處。每日3～4次。

療效：一般用藥1次見效。

方法 2 止血祛痛散敷患處

用於：治療外傷出血。

處方：毛冬青葉適量，冰片少許。

用法：將毛冬青葉曬乾研粉，加少許冰片外用貼敷。

療效：一般用藥即可止血。

方法 3 馬勃粉敷壓傷口處

用於：治療外傷出血。

處方：馬勃粉適量。

用法：將馬勃粉直接敷壓傷口處。

療效：一般用藥即見效。

方法 4 白鮮皮散敷患處

用於：治療開放性損傷。

處方：白鮮皮不拘量。

用法：上藥研成末，外敷患處。

療效：一般用藥見效。

方法 5 刀傷散敷傷處

用於：治療刀傷。

處方：豬膽一個，生石灰適量。

用法：將生石灰裝入豬膽內，陰乾，研面外敷。每日 1～2 次。

療效：一般用藥即見效。

方法 6 馬勃鮮皮散外敷

用於：治療開放性損傷。

處方：馬勃、白鮮皮、地榆炭等量。

用法：上藥研末外敷。每日 1～2 次。

療效：一般治療 1 次即見效。

方法 7 石灰散敷患處

用於：治療開放性損傷。

處方：長年風化石灰 30 克，生大黃 15 克。

用法：上藥共炒，炒至石灰呈淺粉色，去大黃，將石灰研成細末，外敷患處。每日 1 次。

療效：一般用藥即見效。

方法 8 羊蹄葉極膏敷患處

用於：治療開放性損傷。

處方：羊蹄葉根研末 21 克，風化石灰 90 克。

用法：上藥混合炒糊，敷患處。每日 1～2 次。

療效：一般用藥即見效。

方法 9 松皮散敷患處

用於：治療開放性損傷。

處方：松樹皮適量。

用法：上藥燒炭存性，研末外敷。每日 1～3 次。

療效：一般用藥即見效。

方法 10 鐵莧菜膏敷傷處

用於：治療外傷出血。

處方：鐵莧菜適量。

用法：搗爛、敷傷處。每日 1～4 次。

療效：一般用藥血即止。

方法 11 棗皮散敷傷處

用於：治療外傷出血。

處方：老棗樹皮適量。

用法：焙乾研末敷於傷處。

療效：臨床證明，用藥即見效。

方法 12 小薊散敷傷處

用於：治療外傷出血。

處方：鮮小薊、石灰各等量。

用法：共搗爛，曬乾，研細末敷傷處。每日 1～2 次。

療效：臨床證明用藥見效。

方法 13 寄奴地榆散敷患處

用於：治療外傷出血。

處方：劉寄奴、地榆炭各 30 克。

用法：研細末，撒傷處。每日 1～3 次。

療效：一般用藥血即止。

方法 14 地錦草散敷傷處

用於：治療外傷出血。

處方：大黃、陳石灰、地錦草各等量。

用法：炒為黃色，研細末，敷於傷處。每日 1～3 次。

療效：一般用藥即可將血止住。

方法 15 赤豆膏敷傷處

用於：治療外傷出血。

處方：赤小豆適量。

用法：赤小豆研末，與雞蛋清調敷傷處。每日 1～4 次。

療效：據報導，用藥即可將血止住。

方法 16 止血膏敷患處

用於：治療外傷出血。

處方：生大黃 30 克，五倍子 20 克，生梔子 30 克，白芨 5 克，柑子葉 30 克，芙蓉葉 30 克。

用法：上藥共研細粉，取生薑煎汁調敷患處。每日 1～4 次。

療效：據報導，用藥即可將血止住。

方法 17 螵蛸粉敷傷處

用於：治療外傷出血。

處方：海螵蛸 6 份，紫珠草 4 份。

用法：上藥曬乾，共研細末，敷於傷處，紗布包紮。每日 1～2 次。

療效：一般用藥即可將血止住。

方法 18 茅根地榆散敷傷處

用於：治療外傷出血。

處方：生地炭、地榆炭、白茅根各等量。

用法：共研細末，敷於傷處。每日 1～3 次。

療效：據報導，一般用藥即可將血止住。

三、骨 折

〔**概述**〕

骨折是由於外力的作用，破壞了骨的完整性或連續性者。

治療骨折，有以下幾種特效的貼敷方法：

方法 1 榆皮菜子膏敷患處

用於：治療骨折。

處方：鮮榆樹嫩皮 30 克，生菜子 3 克，甜瓜子 3 克，香油適量。

用法：將前三味藥共搗如泥，加香油調勻，敷患處，夾板固定，隔日換藥 1 次。

療效：一般用藥 10 日見效。

方法 2 接骨膏敷患處

用於：治療骨折。

處方：小公雞一隻，白糖 120 克，柞炭 180 克，麻皮七片。

用法：先將柞炭研細末，再與其他藥共合搗爛，敷骨折處。每日 1 次。

療效：用藥 5～8 日見效。

方法 3 乳香沒藥接骨膏敷患處

用於：治療骨折。

處方：乳香 12 克，白梢瓜種 120 克，五加皮 30 克，沒藥 12 克，公雞一隻（去毛）。

用法：共搗如泥，敷患處。每日 1 次。

療效：據報導，用藥 5～8 日見效。

方法 4 黃柏大黃蜜膏敷傷處

用於：治療骨折後傷處疼痛、腫、皮下充血。

處方：黃柏 30 克，大黃 18 克，紅花 15 克，元胡 15 克，血通 18 克，續斷 30 克，龍骨 18 克，牛膝 15 克。

用法：上藥共研細末，用蜂蜜和開水調敷。每日 1 次。

療效：一般用藥 3～5 日痛腫消除。

方法 5 續斷元胡膏敷傷處

用於：治療骨折三、四週後，腫痛減退且皮下瘀血散盡時即可用此藥。

處方：續斷30克，元胡15克，骨碎補30克，秦艽15克，獨活15克，木香15克，黃柏30克，白芷15克，血通18克，自然銅15克。

用法：共研細末，用蜂蜜和開水調敷。每日1換。

療效：用藥10日見效。

方法6 蟹粉骨碎補膏敷傷處

用於：骨折後三、四週瘀血脹痛消失、折端骨痂形成少、有時痛、動不能著力者。

處方：自然銅15克，蟹粉15克、骨碎補30克、血竭15克、兒茶30克、白芨30克、木香15克、白芷15克、羌活9克、當歸15克、血餘炭9克、乳香15克。

用法：上藥共為細末，用蜂蜜和開水調敷。

療效：一般用藥10日可獲明顯療效。

方法7 蘇木首烏蜜膏調敷患處

用於：治療骨折後瘀血已褪，腫已消，可以輕微著力，但有痛感，經X光檢查有脫鈣現象者。

處方：蘇木15克，首烏30克，黃耆15克，骨碎補15克，丹參15克，赤芍15克，兒茶15克，血餘炭15克，丁香9克，木香15克，沒藥15克，羌活15克，獨活15克，白芨30克，川芎15克。

用法：上藥共研細末，用蜂蜜和開水調敷。每日1次。

療效：一般用藥10日可獲良好的治療效果。

方法 8 牛角血餘火麻炭膏貼傷處

用於：治療傷後軟組織有疤痕黏連等硬結；骨折後時間不長、重迭畸形、連結、開始生骨痂；損傷後骨化性肌炎者。

處方：牛角炭 60 克，血餘炭 60 克，火麻炭 60 克，生半夏 36 克，生南星 39 克，甲珠 24 克，巴豆霜 24 克。

用法：將上藥共研細末，加醋 1000 毫升熬成膏狀備用。用時將藥膏攤在紙上敷貼在傷處。隔日 1 換。

療效：一般用藥 10 日可獲良效。

方法 9 加皮防風膏敷患處

用於：治療未傷骨前即有風濕性關節疼痛，傷後 3～4 週，傷處酸脹麻木或變天時傷處即有反應者。

處方：五加皮 18 克，防風 15 克，細辛 12 克，白芷 12 克，海桐皮 18 克，秦艽 12 克，川芎 12 克，骨碎補 15 克，川草烏 12 克，續斷 30 克，蒼朮 15 克，自然銅 15 克，靈仙根 15 克。

用法：上藥共為細末，用蜂蜜和開水調和，敷患處。每日換藥 1 次。

療效：一般用藥 10 日，傷處酸脹麻症狀可消。

方法 10 白芨蘇木蜜膏敷傷處

用於：治療骨折五、六週後、骨痂不生、折口疼痛、患肢脬腫、體虛、陰虧或老年人。

處方：白芨 30 克，蘇木 30 克，自然銅 15 克，骨碎補30克，蟹粉15克，當歸18克，紫河車18克，首烏15克，紅毛五加皮18克，鰾膠15克，桑枝15克，月季花15克，合歡皮18克。

用法：上藥共研成細末，用蜂蜜和開水調敷患處。每日換藥1次。

療效：用藥15日後，折口疼腫消失，身體狀況向健壯方面轉變。

方法11 大黃血竭膏敷傷處

用於：治療閉合性骨折。

處方：大黃200克，血竭150克，骨碎補150克，川斷150克，自然銅200克，冰片80克。

用法：共研細末，溫開水調和後，塗於布上，做成藥墊。將骨折復位後，根據損傷需要取相應的藥墊，敷於患處，用紗布包紮，每週換藥1次。

療效：一般用藥2～4貼後，可獲理想療效。

方法12 接指糊膏敷患處

用於：治療指端末關節開放性骨折。

處方：黃柏15克，當歸30克，丹皮15克，丹參20克，紅花20克，澤瀉15克，冰片5克。

用法：上藥共為細末，分2等份，1份為粉劑，另1份加75%酒精500毫升製成酊劑，分裝備用。用前用雙氧水、生理鹽水清洗創面，創面異物盡量取出，碎骨和軟組織復位後，將上藥末用75%酒精調成糊劑外敷，直至掌關節，厚度0.3公分，外用塑料薄膜包紮，薄膜前端超出4公分，向上反折去覆蓋創面，每日4次揭開前端薄膜。用上述酊劑和654-2注射液交替滴入，以保濕潤，3天換藥1次。

療效：據《中國農村醫學》報導，一般用藥15日，可獲明顯療效。

方法13 梔子赤丹膏敷患處

用於：治療骨折早期。

處方：梔子、赤勺、羌活、桂枝各60克，乳沒、沉香各30克，檀香150克，紫荊皮60克，三七30克，五加皮90克，白芷60克，血竭60克，無名異60克，續斷60克，骨碎補60克。

用法：上述藥物研末調敷患處，每次5小時，每日1次，10天1療程。

療效：據《中國骨折》報導，用此法治療骨折早期效果明顯。

四、燒 傷

燒傷是由於熱力、電能、化學物質、放射線等所引起的一種損傷。臨床表現與癒後因燒傷面積和深度不同而有差異。輕者皮膚潮紅疼痛或起水泡，若脫去表皮，則露出紅肉，一般常可自癒。重者面積廣泛，可深及肌肉或筋膜，往往合併感染或組織壞死。應及時住院治療。藥敷法適用於程度較輕、範圍較小的燒傷。

治療燒傷，有以下幾種特效的貼敷方法：

方法1 地龍膏敷患處

用於：治療燒傷。

處方：地龍60克，白糖適量。

用法：將地龍搗爛，調拌白糖，外敷患處。每日3～6次。

療效：據報導，此法治療燒傷有明顯的療效。

方法2 大黃升麻膏敷貼創面

用於：治療燒傷。

處方：大黃、升麻各等份。

用法：上藥共研成極細末，用麻油適量調成糊狀，燒傷創面經清創後，將藥薄薄貼於創面上。每日上藥1～2次，感染嚴重者可增加上藥次數，10日為1療程。

療效：一般用藥1～2個療程，可獲明顯療效。

方法3 荷花貼患部

用於：治療燒傷。

處方：令箭荷花。

用法：將令箭荷花的莖取下，用刀順扁形橫剖一分為二，將肉汁之面先均勻塗擦患部，使汁液蓋燙傷部位2分鐘左右，再換1塊敷貼患處，20分鐘左右即可。

療效：據《家庭醫學》報導，用藥後即見效。

方法4 京萬紅燒傷膏塗敷患處

用於：治療燒傷。

處方：75%酒精適量，京萬紅燒傷膏1支。

用法：燒傷後立即將創面用75%酒精浸濕，紗布持續濕敷。每小時換1次，連續24小時。濕敷後創面疼痛即消失，停止濕敷後外塗敷京萬紅膏、直至癒合。

療效：據《家庭醫學》報導，用此法治療10～20日痊癒。

方法5 石灰麻油膏敷患處

用於：治療燒傷。

處方：右灰20克，麻油6克，冰片3克。

用法：上藥搗碎，調成糊狀，外敷患處。每日換藥1次。

療效：據報導，用此法治療10～20日痊癒。

方法6 石膏蜜膏敷患處

用於：治療燒傷。

處方：石膏、蜂蜜各適量。

用法：石膏研成細末備用。將燒傷創面以消毒肥皂水及生理鹽水反覆沖洗，拭乾後用蜂蜜塗布，再撒上薄層石膏粉，每日1～2次，暴露傷口，不用包紮，以護架被單遮蓋。如有膿性分泌物溢出，用棉球拭去，再塗蜂蜜及石膏粉。已結痂者不必換藥。

療效：用藥5～8天結痂。

方法7 蹄甲油膏

用於：治療燒、燙傷。

處方：豬蹄甲適量。

用法：將豬蹄甲燒成炭，研極細粉，以香油混合成膏敷患處，每日1~2次。

療效：用藥5~20天可癒。

方法8 蚌殼散敷患處

用於：治療早期淺度燙、燒傷。

處方：蚌殼粉30克。

用法：首先將蚌殼洗淨，火煅，燒焦存性，去除黑衣為宜，研細裝瓶備用。清創消毒後，取菜油適量，將蚌殼粉調成糊狀，用棉簽或鴨毛蘸藥糊均勻塗敷於創面。傷面不用包紮，以利乾燥。每日塗1~2次，塗藥後局部有清涼舒適的感覺，疼痛減輕。

療效：據《河南中醫》報導，用此法治療早期淺度燙燒傷，用藥見效。

方法9 地榆黃連素粉敷患處

用於：治療輕度燙傷。

處方：地榆100份，黃連素2份。

用法：上二味共研細末，將藥粉敷於燙傷面上。

療效：據《中醫雜誌》報導，用此法治療輕度燙傷11例均獲痊癒。

方法10 茶油膽汁敷患處

用於：治療燒、燙傷。

處方：淨茶油200毫升，魚膽汁100克。

用法：將膽汁加入油內攪勻待用，越陳越好，俟油色變成白色，效果更好。頻頻塗敷患處，乾後再塗，至癒為止。

療效：據《福建中醫藥》報導，用此法治療 23 例均獲理想療效。

方法 11 虎杖根油膏敷患處

用於：治療燒傷。

處方：虎杖根 300 克。

用法：研細末，香油調敷患處。每日換藥 1～3 次。

療效：用此法治療 25 例，均獲理想療效。

方法 12 槐角油膏敷患處

用於：治療燒傷。

處方：槐角適量。

用法：焙黃，研細末，香油調敷患處。每日 1～3 次。

療效：用此法治療 17 例，均獲明顯療效。

方法 13 龍骨梅片油膏敷患處

用於：治療燒傷。

處方：生石灰 6 克，生石膏 6 克，生大黃 3 克，生龍骨 9 克，梅片 1.5 克。

用法：梅片另研細末，餘藥共研細。然後兌勻，以香油調成糊狀，貯瓶備用。先用 1%新潔爾滅溶液清洗創面，擦乾水分，將油膏敷於患處。每日 2 次。

療效：據《北京中醫》報導，用此法治療 21 例均獲明顯療效。

方法 14 血竭輕粉膏敷患處

用於：治療燒傷。

處方：當歸 100 克，紫草 10 克，白芷 25 克，白醋 100 克，甘草 60 克，血竭、輕粉各 20 克，麻油 500 克。

用法：將當歸、甘草、紫草、白芷浸入麻油內一夜後，用文火煎至藥枯，去渣濾油，再熬至滴水成珠時，加入輕粉、血竭調和後離火約 20～30 分鐘便凝結成膏，呈紅紫色。將藥膏均塗紗布上，敷貼患處。2 日換藥 1 次。

療效：據報導，用此法治療輕度燒傷 17 例，均獲理想療效。

方法 15 麥飯石膏敷患處

用於：治療燒傷。

處方：麥飯石 50 克，當歸 25 克，丹參 25 克，白芷 50 克，黃柏 25 克，乳香 20 克，沒藥 20 克，蜂蠟 100 克，麻油 100 克。

用法：將當歸、丹參、白芷、黃柏放入麻油內浸泡 1 週，每天攪 2 次，然後用通火煎熬，不停攪拌，煎至白芷微黃時即可撈出藥渣，再下麥飯石粉，乳沒粉，煎半小時許，將藥油過濾去渣，然後將蜂蠟放入藥油內繼續煎半小時離火，冷卻成膏，用時將創面清創後，將藥膏均勻地抹在紗布上，藥厚 1～2 毫米，每天換藥 1 次。

療效：據《中國農村醫學》報導，用此法治療燒傷均獲理想療效。

五、毒蛇咬傷

毒蛇咬傷指有毒腺、毒牙的蛇咬傷人體，傷口有2～4個深大齒痕為特點的局部和全身中毒症狀的病症。

治療蛇傷，有以下幾種特效的貼敷方法：

方法 1 澤蘭葉泥膏敷傷口處

用於：治療毒蛇咬傷。

處方：新鮮澤蘭葉60克。

用法：將新鮮澤蘭葉搗爛，敷貼於傷口處，每日1換。

療效：一般用藥3～8次痊癒。

方法 2 二蓮一花草膏敷傷口處

用於：治療各型蛇傷。

處方：半邊蓮12克，獨角蓮12克，七葉一枝花12克，白花蛇舌草30克。

用法：上述藥物搗爛，調雞蛋清外敷患處，每日3～4次。

療效：一般用藥3～8天可癒。

方法 3 鳳仙花泥膏敷傷口

用於：治療蟲蛇咬傷。

處方：鳳仙花、馬齒莧、兔兒傘、虎耳草、葎草的新鮮全草及黃藥子的新鮮塊莖各適量。

用法：上藥共搗成泥狀，塗敷患處。每日 1～3 次。

療效：據報導，用藥 3～5 日可癒。

方法 4 半邊蓮泥膏敷傷口處

用於：治療毒蛇咬傷。

處方：半邊蓮、犁頭草、米酒糟各適量。

用法：上藥搗爛外敷患處。每日 1～3 次。

療效：據《湖北衛生》報導，用此法治療 36 例，均獲痊癒。

方法 5 蓍草泥膏敷患處

用於：治療毒蛇咬傷。

處方：蓍草適量。

用法：上藥搗爛敷患處。每日 1～2 次。

療效：據《新中醫》報導，用此法治療 13 例，均獲理想療效。

方法 6 鬼針甲跖草敷患處

用於：治療毒蛇咬傷。

處方：鬼針草 120 克，甲跖草 120 克。

用法：上藥搗爛，敷患處。每日 1～3 次。

療效：據《新中醫》報導，用此法治療 11 例，均獲理想療效。

六、蟲咬螫傷

蟲咬螫傷指蜂、蝎子、蜈蚣及毒蜘蛛等，毒蟲咬螫人體後，其毒素進入人體而引起的各種過敏反應和毒性反應。

治療蟲咬螫傷，有以下幾種特效的貼敷方法：

方法 1 蝸牛泥膏敷患處

用於：治療局部被蜂、蝎螫傷或毒蟲咬傷。

處方：蝸牛 2～3 個。

用法：被蜂、蝎螫傷或毒蟲咬傷後，立即擠出毒汁，取活蝸牛 2～3 個搗爛，敷於患處。

療效：據《遼寧中醫》報導，用藥 1～3 次即癒。

方法 2 蚯蚓屎擦傷處

用於：治療馬蜂螫傷。

處方：蚯蚓屎適量。

用法：被馬蜂螫傷後，即以蚯蚓屎擦刺傷部位並將其敷上，疼痛立止。

療效：據《家庭醫學》報導，一般用藥即可見效。

方法 3 韮菜泥膏敷傷處

用於：治療臭蟲咬傷。

處方：韮菜 20～30 克。

用法：取韮菜研磨成泥，敷咬傷處。

療效：據《家庭醫學》報導，一般用藥即可見效。

方法 4 蜘蛛末敷患處

用於：治療蝎子螫傷。

處方：蜘蛛1個。

用法：將蜘蛛研末，外敷患處。

療效：一般用藥即可見效。

方法5 黃柏玄明粉液濕敷患處

用於：治療各型蟲咬螫傷。

處方：黃柏5克，玄明粉3克。

用法：上藥加水煎，取藥液濕敷患處，每日4～6次。

療效：據《中西醫結合》報導，用藥即可見效。

方法6 蘿藦藤漿汁塗敷傷處

用於：治療黃蜂螫傷。

處方：新鮮蘿藦藤漿汁。

用法：將上藥塗於黃蜂螫傷處，2小時1次，至腫痛消失為止。

療效：據《江蘇醫藥》報導，一般用藥3～4小時痛腫可消。

方法7 魚腥甘草糊膏敷傷處

用於：治療毒蟲咬傷。

處方：魚腥草、甘草粉、雄黃各等量。

用法：上藥共研細末，先用醋或鹽水將傷口洗淨，然後將上藥粉和茶油或麻油調成糊狀頻頻敷之。

療效：據《醫藥衛生簡訊》報導，一般用藥4小時後，痛腫可消。

方法8 蒼耳白礬雄黃膏敷傷處

用於：治療蜂螫傷、蟲咬性皮炎。

處方：鮮蒼耳莖葉、白礬、雄黃各適量。

用法：諸藥搗成膏，外敷於螫傷處。

療效：據報導，用此法治療蜂螫蟲咬有明顯療效，一般用藥即可止痛。

方法 9 馬齒莧蒜汁敷傷口

用於：治療蜈蚣咬傷。

處方：鮮馬齒莧適量，獨頭蒜 1 頭。

用法：用獨頭蒜擦摩螫處，或將馬齒莧擠壓取汁，將其汁與藥塗敷傷口。

療效：一般用藥即可止痛腫。

方法 10 徐長卿垂盆草膏敷傷處

用於：治療各型毒蟲咬傷。

處方：明雄黃 3 克，香白芷 12 克，蚤休 3 克，半邊蓮 12 克，垂盆草 30 克，徐長卿 12 克。

用法：上藥研末，調凡士林，外敷患處。

療效：一般用藥 3～4 小時即癒。

七、落 枕

落枕也稱頸軟組織損傷，是由睡眠姿勢不當或受風而導致以頸項部強直酸痛不適，轉動不靈為特點的病症。

治療落枕，有以下幾種特效的貼敷方法：

方法 1 蔥薑泥膏敷患處

用於：治療落枕。

處方：生薑、蔥白各適量。

用法：上藥搗爛，炒熱，包布敷燙患處，每次 30 分鐘。

療效：一般用藥 1～4 次痊癒。

方法 2 木瓜土元膏敷患處

用於：治療落枕。

處方：木瓜 60 克，土元 60 克，大黃 150 克，蒲公英 60 克，梔子 30 克，乳沒 15 克。

用法：上藥研細末備用。用時取適量調凡士林敷患處，每日 1 次，3 日 1 療程。

療效：一般用藥 1～3 次痊癒。

八、骨 刺

骨刺也稱骨質增生，常在中年以後發病，故又稱退行性病變。好發於脊柱、髖關節、膝、跟骨結節等處。

治療骨刺，有以下幾種特效的貼敷方法：

方法 1 消刺膏敷患處

用於：治療骨質增生。

處方：紅花 6 克，歸尾 12 克，桃仁 6 克，生南星 12 克，生半夏 12 克，生川烏 9 克，生草烏 9 克，白芥子 3 克，細辛、小牙皂各 4.5 克，羌活 9 克，獨活 9 克，冰片 3 克，樟腦 15 克，松香 6 克。

用法：將上藥共研細末，用白酒拌成糊狀，文火炒熱，敷於患處。每次敷 7～8 小時，每天 1 次。

療效：用藥 1～2 次見效。

方法 2 化刺靈膏敷貼患處

用於：治療骨刺。

處方：葳靈仙 30 克，血竭花 15 克，生馬錢子 240 克，生川烏、生草烏各 60 克，五加皮 30 克，薑黃 30 克，木瓜 12 克，牛膝 15 克，紅花 9 克，生桃仁 60 克，生香附 60 克，三棱 30 克，皂刺 15 克，蒺藜 15 克，羌活、獨活各 30 克，乳香 15 克，沒藥 15 克，三七 6 克，茜草 15 克，川芎 12 克，穿山甲 30 克，靈脂 9 克，防己 9 克，遼細辛 30 克，透骨草 15 克，秦艽 30 克，紫葳 30 克，白介子 9 克，赤勺 15 克，木鱉子 60 克，文朮 30 克，路路通 9 克，冰片 60 克，麝香 1 克，廣丹 750 克，香油 1500 克。

用法：上藥熬成膏狀，攤於布上貼於患處。每貼 5～7 天。貼 5～10 張為一療程。

療效：一般貼 1～3 個療程好轉。

方法 3 蒼耳急性子膏敷患處

用於：治療足跟骨刺。

處方：蒼耳子 250 克，急性子 250 克，木瓜 100 克，透骨草100克，白蘚皮 2100 克，穿山甲 100 克，苦參 50 克。

用法：上藥研細末，取適量與凡士林、老陳醋調成糊狀外敷患處，每日 1～2 次，15 次 1 療程。

療效：一般用藥1～3個療程可癒。

方法4 當歸沒藥加皮膏敷患處

用於：治療足跟骨刺。

處方：當歸12克，沒藥12克，五加皮12克，皮硝10克，青皮10克，川椒6克，香附子12克，丁香6克，地骨皮12克，丹皮10克，老蔥6克，麝香0.6克。

用法：將藥物研細末，調拌醋或白酒外敷貼患處。每日1次。15日為1療程。

療效：一般用藥1～3個療程好轉。

第四節　皮膚科病症貼敷療法

一、帶狀疱疹

帶狀疱疹俗名「蛇盤瘡」、「纏腰火丹」為病毒所引起。多發生於胸部或腰部的一側，也有發於四肢、顏面者。初起局部皮膚出現不規則的小紅斑，隨即在紅斑上發生簇集在一起的小水疱群，水疱群沿皮膚神經分布區分批出現，形成帶狀，局部灼熱，並有劇烈的疼痛。老年人比幼年患者痛感較為顯著。水疱先透明後混濁，經數日後，乾燥結痂，痂脫落後，一般不留瘢痕。

治療帶狀疱疹，有以下幾種特效的貼敷方法：

方法1 馬齒莧油膏敷患處

用於：治療帶狀疱疹。

處方：鮮馬齒莧、花生油各適量。

用法：將馬齒莧搗成糊狀，加花生油調勻敷患處，乾後再敷。

療效：用藥4日可獲明顯療效。

方法2 五倍子雄黃膏敷患處

用於：治療帶狀疱疹。

處方：五倍子、雄黃各9克。

用法：共研細粉，香油調搽患處。每日2~4次。

療效：據報導，用藥3~5日治療帶狀疱疹可癒。

方法3 雄黃枯礬膏敷患處

用於：治療帶狀疱疹。

處方：雄黃、枯礬各等量。

用法：共研細粉，用溫開水調勻，塗患處，每日2次。

療效：一般用藥3~5日可癒。

方法4 韮菜根油膏敷患處

用於：治療帶狀疱疹。

處方：鮮韮菜根30克，活地龍20克。

用法：將上藥搗爛，加少量香油和勻。取藥液塗敷患處，外用紗布固定，每日2次。

療效：據《河南中醫》報導，一般用藥4~6日可癒。

方法5 仙人掌膏敷患處

用於：治療帶狀疱疹。

處方：仙人掌適量。

用法：將仙人掌去毛刺，入石臼中搗爛，加入炒粳米粉，米泔水適量，敷患處，外蓋油紙，紗布包紮。1～2小時1換。

療效：據《浙江中醫雜誌》報導，一般用藥4～6日可癒。

方法6 蜈蚣油膏敷患處

用於：治療帶狀疱疹。

處方：蜈蚣適量。

用法：將蜈蚣置於瓦片上，用文火焙乾，研為細末，加適量香油調為糊狀，外敷患處，每日3～5次。

療效：據《四川中醫》報導，一般用藥4～6日可癒。

方法7 海金砂葉酒膏敷患處

用於：治療帶狀疱疹。

處方：新鮮海金砂葉適量。

用法：取新鮮海金砂葉，用冷開水洗淨搗爛，加入適量燒酒，調敷患處或由患者放在口內嚼爛後，口含適量酒，連藥和酒吐敷在患處。每日1次。

療效：據《浙江中醫雜誌》報導，一般用藥5～6日即癒。

方法8 雲南白藥酒膏敷患處

用於：治療帶狀疱疹。

處方：雲南白藥、白酒（或麻油）各適量。

用法：取雲南白藥粉，用白酒或麻油調成糊狀，外敷患處，每日3~5次。

療效：據《大眾醫學》報導，一般用藥5~6日即癒。

方法9 地榆紫草油膏敷患處

用於：治療帶狀疱疹。

處方：地榆30克，紫草18克。

用法：共研細末，用凡士林適量調勻。將上藥塗於紗布上，敷貼於患處，每日換藥1次。

療效：據《赤腳醫生雜誌》報導，用此法治療35例均癒。

方法10 王不留行油膏敷患處

用於：治療帶狀疱疹。

處方：生王不留行12克。

用法：將上藥用文火炒至爆開白花六、七成時，取出研為細末，用香油調成糊狀，塗敷於患處，每日2~3次。

療效：一般用藥4~5日痊癒。

方法11 三黃歸地膏敷患處

用於：治療帶狀疱疹。

處方：黃連9克，黃柏9克，片薑黃9克，歸尾15克，生地30克，香油360克。

用法：將上藥用香油煎枯，去渣。下黃臘120克，溶化後過濾傾入乾淨容器內備用。用時取膏20克加青黛粉 1 克，攪勻外敷患處。

療效：一般用藥 4～6 日痊癒。

方法 12 蛇不過草液敷患處

用於：治療帶狀疱疹。

處方：蛇不過鮮草 100 克。

用法：將上藥加水 300 毫升，煎至約 100 毫升，去渣冷卻備用。用時，將紗布浸入藥液，用藥液紗布敷於患處，每日 3～4 次。

療效：一般用藥 3～5 日即癒。

方法 13 消疹油膏敷患處

用於：治療帶狀疱疹。

處方：黃連 30 克，七葉一枝花 50 克，明雄黃 60 克，琥珀 90 克，明礬 90 克，蜈蚣 20 克。

用法：先將蜈蚣放焙箱內烤黃，然後取上藥研為細粉，混合裝瓶備用。用時取藥粉適量，用麻油調成糊狀，塗在紗布上敷貼患處，每日 1 次，連用 3～6 天。

療效：據《江蘇中醫》報導，用此法治療疱疹 3～6 日即癒。

方法 14 黃連蚤休油膏敷患處

用於：治療帶狀疱疹。

處方：黃連 30 克，蚤休 50 克，明雄黃 60 克，琥珀 90 克，明礬 90 克，蜈蚣 20 克，香油適量。

用法：將蜈蚣洗淨置烤箱中烤黃，將烤黃的蜈蚣與其他藥物一起研細如麵粉狀，混合均勻裝瓶備用。用時取適量藥粉，用香油調成糊狀敷於患處，以膠布固定，每日1次。

療效：用此法治療帶狀疱疹5～6日即癒。

二、皮膚疣

皮膚疣俗稱「猴子」，是常見的皮膚病，由病毒引起。疣的種類很多，常見的有尋常疣（刺猴子）和青年扁平疣兩種。尋常疣初起如小米粒大的贅生物，漸漸增大，表面粗糙不平，色灰白、淡黃或黃褐色，數目不定，由一個至數個，多發於手背、手指。青年扁平疣多發生於青年人的面部、雙手及前臂等處，是一種表面平滑的扁平小疣，一般不太高，呈淡白或淡褐色，數目很多，常散在發生或聚而成群。

治療皮膚疣，有以下幾種特效的貼敷方法：

方法1 木賊香附糊敷患處

用於：治療尋常疣及扁平疣。

處方：木賊草、香附各30克。

用法：上藥共研細末，用溫開水調和成泥狀，取藥糊敷於患處。每日3～5次。

療效：一般用藥7～10日即癒。

方法2 茄子泥膏敷患處

用於：治療尋常疣。

處方：嫩茄子適量。

用法：將上藥搗爛成為泥狀，敷於患處。

療效：據《赤腳醫生雜誌》報導，用此法治療尋常疣 7～10 日痊癒。

方法 3 紫硇砂敷疣體上

用於：治療尋常疣。

處方：紫硇砂 30 克。

用法：將上藥研成細末，裝瓶備用。使用時，選擇一枚最大的疣體，洗淨擦乾，取硇砂 1.5 克，敷於疣體上，然後用膠布固定。每週為 1 療程。

療效：據《新中醫》報導，用此法治療 1～2 個療程可癒。

方法 4 芝麻花泥膏敷患處

用於：治療尋常疣。

處方：芝麻花適量。

用法：將芝麻鮮花適量搗爛，外敷患處。每日敷 6～12 次。

療效：據《中國農村醫學》報導，用此法治療 5～15 日痊癒。

方法 5 天南星醋膏敷患處

用於：治療尋常疣。

處方：天南星適量，醋少許。

用法：將天南星研末，用醋調為糊狀，貼塗患處。每日 1～3 次。

療效：一般用藥 5～10 日痊癒。

方法 6 六神丸敷患處

用於：治療尋常疣。

處方：六神丸適量。

用法：用消過毒的刀子將表面角質層刮破，取藥丸數粒研碎，敷於患處，膠布固定。

療效：據《臨床薈萃》報導，一般5～7日可結痂脫落而癒。

方法7 去疣糊敷患處

用於：治療尋常疣。

處方：苦參、板蘭根、大青葉、魚腥草各30克，桃仁、紅花各10克。

用法：每日1劑，煎湯取濃汁，用棉球蘸藥反覆敷患處，每日15～20分鐘；然後取冰片，元明粉各10克，研細末，以適量水調成糊狀敷於患處15～20分鐘，5日為1療程。

療效：據《陝西中醫》報導，用此法治療1～2個療程即癒。

方法8 鴉膽子泥膏敷患處

用於：治療扁平疣、尋常疣。

處方：鴉膽子適量。

用法：病區用酒精棉球擦過後，用白膠布一塊，中間剪洞黏上，使疣體從剪洞處露出，用消毒過的三楞針劃破疣體，再用鴉膽子去殼後洗淨晾乾，搗碎成泥外敷，用膠布固定，每日1次，一般3次即可，疣體爛後自行癒合。

療效：據《家庭醫學》報導，用藥5～10日即癒。

方法9 半夏班蝥糊膏敷疣體上

用於：治療扁平疣。

處方：生半夏、班蝥各等份，10%稀鹽酸適量。

用法：先將前2味共研細末，用10%稀鹽酸調成糊狀備用。治療前將扁平疣消毒，然後用消毒的小梅花針叩打疣的頂部，待微微出血，將藥塗敷於頂端，塗敷後稍有燒灼感、繼而乾燥結痂。

療效：據《河南中醫》報導，用藥1週後脫疣痊癒。

方法10 解熱止痛片膏敷患處

用於：治療扁平疣或尋常疣。

處方：解熱止痛片適量。

用法：將藥片研細粉同雪花膏按1：1比例拌成糊狀，塗敷於患處，紗布包紮，24小時藥乾後換藥。患處皮膚漸變白、腐爛。

療效：據《家庭醫學》報導，一般用藥3～5天內痊癒。

三、毛囊炎

毛囊炎為發於毛囊及其周圍組織的化膿性皮膚病，是由化膿性球菌侵入毛囊所致的炎症，多發於面部、後枕及頸部、胸背部、臀部等。

治療毛囊炎，有以下幾種特效的貼敷療法：

方法 1 白薇糖膏敷患處

用於：治療毛囊炎。

處方：鮮白薇、白糖各適量。

用法：共搗爛，敷患處。每日 2～3 次。

療效：一般用藥 10～15 日痊癒。

方法 2 大青葉糊膏敷患處

用於：治療毛囊炎。

處方：大青葉 15 克。

用法：上藥搗爛成末，溫開水調敷患處。每日 3～6 次。

療效：一般用藥 10～15 日痊癒。

方法 3 銅綠二粉礬香油膏敷患處

用於：治療毛囊炎。

處方：銅綠、輕粉、鉛粉、枯礬、松香各 3 克。

用法：共研細粉，香油調搽患處。每日 1～2 次。

療效：用此法治療 10～15 日即癒。

方法 4 側柏槐角松香油膏敷患處

用於：治療鬚瘡。

處方：側柏果（炒炭）3 克，槐角炭 3 克，松香 2 克。

用法：共研細末，香油調敷患處。每日 1～2 次。

療效：一般用此法治療 10～15 日痊癒。

方法 5 白芨白蘞枯礬膏敷患處

用於：治療毛囊炎。

處方：白芨、白蘞、枯礬各等份。

用法：上藥共為細末，先用生理鹽水或雙氧水清洗患部，用植物油調藥粉呈糊狀，敷於患處，每日1次，10次為1療程。

療效：據《赤腳醫生雜誌》報導，用此法治療毛囊炎21例均癒。

方法6 四黃油膏敷患處

用於：治療毛囊炎。

處方：大黃9克，黃柏12克，硫黃9克，雄黃9克。

用法：共研細末，麻油調外敷患處。每日1～2次。

療效：一般用此法治療毛囊炎10日即癒。

四、牛皮癬

牛皮癬又稱乾癬、頑癬等，是一種皮膚神經功能障礙性皮膚病，以皮膚損害呈苔蘚樣改變和陣發性劇烈瘙癢為特徵。分為局限型和泛發型兩種。與西醫學中的「神經性皮炎」相同。

治療牛皮癬，有以下幾種特效的貼敷療法：

方法1 冬瓜皮油膏敷患處

用於：治療牛皮癬。

處方：冬瓜皮（燒灰）。

用法：上藥研末，用油調敷於患處。每日3～6

次。

療效：一般用藥 3 個月見效。

方法 2 斑蝥蜈蚣膏敷於患處

用於：治療牛皮癬。

處方：斑蝥、蜈蚣各 10 克。

用法：上藥放入 1000 毫升 75%酒精內浸泡一週後去斑蝥、蜈蚣，加水楊酸 30 克，樟腦、薄荷各 10 克，即成。用時將其塗敷於患處，每日 1 次。療程 2 個月。

療效：據《浙江中醫學院學報》報導，一般治療 1～2 個療程可獲痊癒。

方法 3 半夏狼毒醋膏敷患處

用於：治療神經性皮炎。

處方：生半夏、斑蝥、白狼毒各等份。

用法：上藥共為極細末，適量米醋調成糊狀塗敷患處。敷藥後局部微有癢熱痛感，遂起水疱，24 小時左右水疱消失，繼而結痂。

療效：一般 7～15 天即可掉痂痊癒。

方法 4 白頭翁葉貼患處

用於：治療神經性皮炎。

處方：鮮白頭翁葉適量。

用法：將鮮白頭翁葉浸泡於涼水中以防乾癟備用。同時將葉輕輕揉搓，使其滲出汗液，將葉展開貼敷患處 20 分鐘可將藥去除。

療效：據《新醫學》報導，一般用藥 15～30 日即癒。

方法5 斑蝥砒霜醋膏敷患處

用於：治療神經性皮炎。

處方：斑蝥粉2份、砒霜1份。

用法：將2味藥混勻，加白醋調成糊狀，塗敷患處約半小時，刺破所起水泡，吸乾液體，塗消炎藥膏。

療效：據《西中醫藥》報導，用此法治療神經性皮炎18例，17例痊癒，1例顯效。

方法6 大戟膏貼患處

用於：治療神經性皮炎、慢性濕疹。

處方：大戟30克。

用法：上藥洗淨，剝去老皮，切碎加水煎煮，直至用手一捻即成粉末為止。後用紗布過濾，藥液繼續煎煮濃縮至一定黏度，冷後塗紗布上貼患處，每日或隔日1次。

療效：一般用藥10～15日即可痊癒。

方法7 木槿蛇床醋膏敷患處

用於：治療神經性皮炎。

處方：木槿皮、蛇床子、百部根各30克，五倍子24克，蜜陀僧18克，輕粉6克。

用法：上藥共研細末，用時以皂角水洗患處，再以醋調藥粉成糊狀，敷於患處，每日1次。

療效：一般用藥8～15日可獲痊癒。

方法8 硫黃川椒醋膏敷患處

用於：治療乾濕頑癬。

處方：硫黃 240 克，生硯 120 克，點紅川椒 60 克。

用法：上藥為末，用土大黃根搗汁，和前藥調成膏。新癬抓損擦之，多年頑癬加醋調和敷患處。每日 1 次。

療效：一般用藥 5～10 日可獲痊癒。

方法 9 百部麻子膏敷患處

用於：治療牛皮癬。

處方：百部、蓖麻子、白鮮皮、鶴虱、黃柏、當歸、生地各 30 克，黃蠟 60 克，明雄黃末 15 克，麻油 240 克。

用法：先將百部等 7 味入油熬至滴水成珠下黃蠟，至入水不散為度，起鍋；將雄黃末和入，備用。用時搽敷患處。3 日換藥 1 次。

療效：一般貼敷 5～8 貼可癒。

方法 10 皮炎康膏敷患處

用於：治療神經性皮炎。

處方：巴豆 4 克，蛇床子 4 克，大黃 4 克，海桐皮 4 克，羊蹄根 4 克，胡麻油 10 毫升，凡士林 20 克。

用法：前 5 味藥，共研為細末，再以麻油、凡士林調膏，塗敷患處。每日 1～2 次。

療效：一般用藥 10～20 日可痊癒。

方法 11 連翹獨活敷患處

用於：治療神經性皮炎。

處方：連翹、獨活、五倍子、黃柏、鶴虱各 20 克，大楓子肉、白鮮皮各 50 克，防風、蒼朮、苦參各 15 克。

用法：上藥共研細末，分成 2 包，用雙層紗布包好，隔水蒸 15 分鐘，先取一包蒸敷患處，約 2～3 分鐘，將此包放入鍋中再蒸，再取另一包蒸敷，交替使用。每次須 30 分鐘，每日 1 次，每貼藥可用 5～7 次，20 天為 1 療程。

療效：一般用藥 1～2 個療程可癒。

五、頭 癬

頭癬又稱「白禿瘡」「肥禿」「禿瘡」「柱髮癬」等，是發生於頭部毛髮及皮膚的一種真菌病，兒童多見，傳染性大。一般分為黃癬和白癬。

治療頭癬，有以下幾種特效的貼敷方法：

方法 1 楝子油膏敷患處

用於：治療頭癬。

處方：苦楝子 60 克。

用法：將苦楝子剝去皮，入鍋內炒黃，研末，用熟豬油調成膏備用。先剃光頭髮，每日在頭癬處塗藥一遍，幾天後頭髮長出時，再剃光，再上藥，直至治癒。

療效：一般用藥 10～20 日可獲明顯療效。

方法 2 苦參黃柏油膏敷患處

用於：治療頭癬。

處方：苦參、黃柏、烟膠各500克，枯礬、木鱉肉、大楓子肉、蛇床子、點紅椒、潮腦、硫黃、明礬、水銀、輕粉各90克，白砒15克。

用法：上藥共研細末，熟豬油120克，化開，入藥攪勻，作丸如龍眼大，貯瓶備用。用時敷患處。每日換藥1次。

療效：一般用藥8～15次可獲明顯療效。

方法3 二黃氧化鋅膏敷患處

用於：治療頭癬。

處方：雄黃、硫黃、氧化鋅各10克，凡士林70克。

用法：先將凡士林烊化，冷卻，再將藥粉徐徐加入即成膏，外塗患處，敷藥後宜包紮或戴帽子。

療效：一般用藥8～10次可獲明顯療效。

方法4 藜蘆三黃膏敷患處

用於：治療小兒頭癬，久而瘙癢不生痂者。

處方：藜蘆、黃連、雄黃、黃芩、松脂各90克，豬脂250克，礬古150克。

用法：上藥7味，研末，煎令調和，先以赤龍皮、天麻湯洗，再塗敷藥膏。每日1次。

療效：一般用藥10～15日可獲明顯療效。

方法5 川椒大蒜泥膏敷患處

用於：治療頭癬、手足癬、體癬、甲癬等。

處方：川椒25克，紫皮大蒜100克。

用法：先將川椒研粉，再與大蒜泥混合，搗成藥泥，裝瓶備用。用溫水浸泡，洗淨、擦乾患處，再以棉籤敷上薄薄一層藥泥，用棉球反覆揉搓，使藥物滲入皮膚，每日1～2次，10天為一療程。

療效：據《中西醫結合雜誌》報導，用藥1～2個療程痊癒。

方法6 紫草黃蠟膏敷患處

用於：治療頭癬。

處方：紫草、黃蠟各60克，百部125克，麻油370克，朴硝50克，硫黃15克，樟腦6克。

用法：先將香油倒入鍋內，然後加百部、紫草、熬至半枯去渣，離火，漸加入朴硝，後加入硫黃、樟腦攪勻，最後入黃蠟成膏，先剃光患處頭髮，後將藥敷在患處，每日1次。

療效：一般用藥10～20日，可獲明顯療效。

方法7 蜂房蜈蚣明礬膏敷患處

用於：治療頭癬。

處方：蜂房1個，蜈蚣2條，明礬適量。

用法：將明礬研末，放入蜂房孔中，連同蜈蚣置瓦片上文火烤焦，共研細末，麻油調勻外貼敷患處。

療效：一般敷藥10～20日可獲顯效。

六、體 癬

體癬是指發生於人體除毛髮、指（趾）甲、手足以外任何部位平滑皮膚上的淺部真菌病。體癬又稱為金錢癬、圓癬。其主要致病菌是紅色毛癬菌、石膏狀毛癬菌、絮狀表皮癬菌等。傳染主要是直接接觸病人或患癬病的狗、貓等，也可通過衣物或原患癬的手足搔抓等傳染。

治療體癬，有以下幾種特效的貼敷方法：

方法 1 白礬川椒蘿蔔膏敷患處

處方：白礬 9 克，川椒 9 克，硫磺 9 克，白蘿蔔 1 個。

主治：體癬。

用法：將蘿蔔切開，兩側挖空，將以上三藥放入蘿蔔空中，微火燒熟，搗爛敷患處。每日 2～4 次。

療效：一般用藥 15～20 日可獲明顯療效。

方法 2 大楓狼毒膏敷於患處

用於：治療體癬。

處方：大楓子、花椒皮、狼毒、硫磺、白芷各等量。

用法：共研細粉，用凡士林調成膏，敷於患處。每日 1～3 次。

療效：一般用藥 15～20 日可獲明顯療效。

方法 3 土槿樹皮醋膏敷患處

用於：治療錢癬。

處方：土槿樹皮適量。

用法：上藥研細末，醋調，文火燉如膠，敷貼患處。每日1次。

療效：據報導，用此法治療15～25日32例，30例治癒，2例好轉。

方法4 鮮半夏醋膏敷患處

用於：治療股癬。

處方：鮮生半夏適量。

用法：將鮮生半夏剝去外皮，用醋3～4滴，置碗底內，磨汁敷患處，每日3次。

療效：據報導，用此法治療49例，均獲痊癒。

方法5 蚌殼五倍子膏敷患處

用於：治療體鮮。

處方：蚌殼、五倍子各60克，冰片少許。

用法：上藥共為細末，用菜油調敷患處。每日1～2次。

療效：一般用此法治療15～20日，可獲明顯療效。

方法6 二參礬硝大黃液敷患處

用於：治療股癬、體癬。

處方：苦參50克，玄參30克，明礬、芒硝各10克，花椒、大黃各15克。

用法：上藥煎水500毫升，以紗布蘸藥濕敷患處，每日3次，每次30分鐘。

療效：一般用藥15～25日可獲明顯療效。

方法7 二黃礬密陀僧醋膏敷患處

用於：治療體癬。

處方：硫黃15克，枯礬6克，花椒、大黃蜜陀僧各1.5克。

用法：上藥研細末，米醋調敷患處，每日1次，7日1療程。

療效：用此法治療體癬，15日可獲明顯療效。

方法8 硫黃樟腦膏敷患處

用於：治療股癬瘙癢脫屑者。

處方：硫黃5克，樟腦2克，大楓子、生杏仁各6克，輕粉2克，豬油適量。

用法：將硫黃、樟腦、輕粉共研細末後和入大楓子、生杏仁、豬油，共搗糊狀，外塗敷患處，每日2次，連用5日。

療效：用藥5日即可見效。

方法9 頑癬淨膏敷患處

用於：治療頑固體癬。

處方：大斑蝥7個，巴豆5個，川槿皮9克。

用法：上藥共研細末，用醋調和，稍時作痛起疱。

療效：一般疱落即癒。

七、足 癬

足癬又稱為「腳氣」、「腳濕氣」，是由於真菌侵犯足部表皮所引起的淺部真菌病。常發於單側2、3或3、4趾縫間。皮損以糜爛、水疱、脫屑、角化為特徵。患處浸漬濕爛或粟粒大小水疱，攢集皮下，或皺裂脫皮，伴有瘙癢。起病慢，易反覆。夏季加劇，冬季皸裂。

治療足癬，有以下幾種特效的貼敷方法：

方法 1 劉寄奴酒膏敷患處

用於：治療腳氣。

處方：鮮劉寄奴、75%酒精各適量。

用法：將劉寄奴搗爛，加入酒精調和敷患處。每日1次。

療效：一般用藥10～15日，可獲明顯療效。

方法 2 韮菜泥膏敷患處

用於：治療腳氣。

處方：韮菜一把。

用法：搗爛、敷患處。每日1～2次。

療效：一般用藥10～25日痊癒。

方法 3 硫酸鎂大黃散敷患處

用於：治療腳氣。

處方：硫酸鎂15克，大黃6克。

用法：共研細粉，敷患處。每日1～2次。

療效：據報導，用此法治療腳氣7～15日可癒。

方法 4 白芷防風散敷患處

用於：治療腳氣。

處方：白芷、防風、草烏、細辛各等量。

用法：上藥共研細末，敷患處。每日1～2次。

療效：用此法治療 7～15 日痊癒。

方法 5 黃丹五倍子散敷患處

用於：治療足癬。

處方：黃丹、五倍子各等份。

用法：將黃丹研為細末，再將五倍子微火烤乾研為細末，裝瓶備用。用時將腳洗淨擦乾立即貼藥。每日 1 次。

療效：一般用此法治療 5～10 日痊癒。

方法 6 荊芥葉膏敷患處

用於：治療足癬。

處方：荊芥葉適量。

用法：將荊芥葉搗爛，敷於腳趾間及癢處。每日 1～2 次。

療效：一般用藥 7～15 日痊癒。

方法 7 密陀僧輕粉敷濕爛處

用於：治療足鮮。

處方：密陀僧 30 克，輕粉 3 克，熟石膏 6 克，枯礬 6 克。

用法：上藥共研細末，腳濕爛則乾敷，乾則桐油調敷。每日 1～3 次。

療效：一般用藥治療 7～15 日痊癒。

八、手 癬

手癬又稱「鵝掌風」，是由於真菌侵犯手部表皮所引起的淺部真菌病。初起皮下有針尖至粟粒大小半透明水疱，日久乾涸脫屑，伴有瘙癢，或初起即迭起白皮，紋理寬深，觸之粗糙。皮損匡廓鮮明，逐漸浸淫漫延。起病緩慢，易於反覆發作。

治療手癬有以下幾種特效的貼敷方法：

方法 1 千里光蒼耳草膏敷患處

用於：治療手癬。

處方：千里光、蒼耳草各等量。

用法：將上 2 味藥濃煎成膏狀，外敷患部，每日 1 次，每日更換。

療效：一般用藥 8～15 日痊癒。

方法 2 鮮蓖麻葉貼患處。

用於：治療手癬、癰癤破潰。

處方：鮮蓖麻葉 30 克。

用法：將上藥揉軟貼患處，乾後則換藥。

療效：用上法連續貼敷 7～15 日痊癒。

方法 3 黃白蠟白芨輕粉膏敷患處

用於：治療鵝掌風。

處方：黃蠟 9 克，白蠟 9 克，白芨粉 15 克，輕粉 3 克，香油 9 克。

用法：調成膏，搽敷患處，以火烤之。每日 1 次。

療效：一般用藥 7～15 日痊癒。

方法 4 加味楓子肉液浸敷患處

用於：治療手癬、足癬反覆發作，皮膚增厚。

處方：大楓子肉、花椒、鮮鳳仙花各9克，皂莢、土槿皮各15克，地骨皮6克，藿香18克，白礬12克，米醋1000克。

用法：上藥浸入米醋內24小時，煎沸待溫，將藥汁放入塑料袋內，將患手患足伸入袋中紮住，浸6～12小時，隔日將藥汁煎待溫再浸，共浸3～4天。

療效：浸3～4天後痊癒。

九、黃水瘡

黃水瘡又叫膿疱瘡，是一種以皮膚起膿病、浸淫成瘡為特徵的皮膚病，傳染性大。常在夏秋季節發生。最初皮膚上出現小片紅斑，後變成水疱，繼而逐漸混濁而成膿疱。疱容易破裂，破後露出鮮紅色的瘡面，並有黃水滲出，黃水流到處即發新瘡。

此瘡開始，患處發紅，繼起水疱，迅速變為膿疱，基底有紅暈，壁薄易破，滲透靡爛，結密黃色痂，癒後不留瘢痕。可接觸傳染。

治療黃水瘡，有以下幾種特效的貼敷方法：

方法1 松香枯礬油膏敷患處

用於：治療黃水瘡。

處方：松香12克，枯礬9克，豬油、飛籮麵各適量。

主治：黃水瘡。

用法：將松香、枯礬共研細末，加飛籮麵及豬油混合，用火烤出油或曬出油，用油敷患處。每日 1～3 次。

療效：一般用藥 3～6 日痊癒。

方法 2 杏仁油膏敷患處

用於：治療黃水瘡。

處方：炒杏仁、香油各適量。

用法：將杏仁研細粉，香油調敷於患處。每日 1～3 次。

療效：一般用藥 3～6 日痊癒。

方法 3 黃豆杏仁油膏敷患處

用於：治療黃水瘡。

處方：生黃豆 13 粒，生杏仁 7 個。

用法：上藥焙乾，共研細粉，香油調敷患處。每日 1～2 次。

療效：據報導，一般用藥 5～8 可獲痊癒。

方法 4 銅綠礬香膏敷患處

用於：治療黃水瘡。

處方：枯礬 9 克，銅綠 3 克，松香 15 克。

用法：共研細粉，香油調敷患處。每日 1～2 次。

療效：據報導，一般用藥 5～8 日可獲痊癒。

方法 5 黃柏爐甘石膏敷患處

用於：治療黃水瘡。

處方：黃柏 6 克，爐甘石、雄黃、輕粉各 3 克，冰片 0.6 克。

用法：共研細粉，香油調敷患處。每日 1～2 次。

療效：據報導，一般用藥 5～8 日痊癒。

方法 6 大黃青黛膏敷患處

用於：治療黃水瘡。

處方：大黃、青黛各 9 克。

用法：共研細粉，香油調敷患處。每日 1～2 次。

療效：一般用藥 5～8 日痊癒。

方法 7 雄黃乳香加味膏敷患處

用於：治療黃水瘡。

處方：明雄黃 60 克，乳香 15 克，輕粉、朱砂、枯礬、冰片各 6 克，麻油、凡士林各適量。

用法：先將前五味共研為細末，再入冰片研勻後配製成 20% 的軟膏備用。每次換藥前將患處洗淨擦乾後將藥膏敷於患處。每日 1 次。

療效：據《實用中西醫結合雜誌》報導，用此藥治療 25 例，平均治療 5～8 日，均獲痊癒。

方法 8 乳香三黃沒藥膏敷患處

用於：治療黃水瘡。

處方：生大黃 30 克，黃連 30 克，黃柏 30 克，乳香 15 克，沒藥 15 克。

用法：上藥共研細末，用麻油調成糊狀，外敷患處。每日 1～3 次。

療效：據《中級醫刊》報導，用此法治療黃水瘡 13 例，均痊癒。

十、疥 瘡

疥瘡又名「疥」、「疥癩」等，是人接觸疥蟎（疥蟲）後引起的一種傳染性皮膚病。多發於皮膚細嫩、皺褶處，奇癢難忍，傳染性極強，蔓延迅速，常為集體流行。病損為紅色丘疹、水疱，并可看到條狀黑線，病久全身抓痕遍布，黑斑點點，甚至引起膿疱。奇癢難忍，遇熱及夜間更甚，妨礙睡眠。

治療疥瘡，有以下幾種特效的貼敷方法：

方法 1 硫黃膏敷患處

用於：治療疥瘡。

處方：硫黃 5～20 克，酒精適量，凡士林加至 100 克。

用法：將硫黃研為細末，加適量酒精，凡士林加至 100 克，調勻成膏。塗敷患處。每天 2 次，連用 3 天，第 4 天用熱水肥皂沐浴，更換清潔衣服和被褥。

療效：一般用此法連續用藥 3 天後痊癒。

方法 2 氧化鋅二黃膏敷患處

用於：治療疥瘡。

處方：雄黃 10 克，硫黃 10 克，氧化鋅 10 克，凡士林70 克。

用法：將凡士林烊化，冷卻，再將藥粉徐徐加入即成膏。外敷患處，每日 1～2 次。

療效：據報導，連續用藥 3 天後可獲痊癒。

方法 3 寒水白密陀僧醋膏敷患處

用於：治療疥瘡。

處方：寒水石、密陀僧、雄黃、鐘乳石、硫黃、文蛤、川黃連、蛇床子、樟腦、苦參、竹黃各3克，羌活、輕粉、黃柏、百部、枯礬、土槿皮各2克，細辛、蒼朮各1.5克，梅片0.4克，生半夏5克。

用法：上藥共研細末，乾撒、或冷開水、米醋調敷患處，每日1～2次。

療效：一般連續用藥3～5日痊癒。

方法4 白椒樟水膏敷患處

用於：治療疥瘡。

處方：白椒、樟水、硫黃、檳榔、生明礬各等份。

用法：上藥研末，豬油調敷患處。每日1～2次。

療效：一般用藥3～5日痊癒。

方法5 羊蹄根草烏頭膏敷患處

用於：治療疥瘡。

處方：羊蹄根31克，草烏頭1個，硫黃3克，白礬1.5克，生薑3克。

用法：上藥共研細末，香油調敷，每天2～3次。

療效：一般用藥3～5日痊癒。

方法6 大黃蛇床子膏敷患處

用於：治療疥瘡。

處方：大黃、蛇床子、黃連、金毛狗脊、黃柏、苦參各15克，硫黃12克，輕粉3克，雄黃、黃丹各7.5克，大楓子、木鱉子各15克。

用法：先將前6味同研為細末，再加入後6味杵搗勻，用時生豬油調，洗浴後敷瘡上。每日1～2次。

療效：一般用藥3～5日可癒。

十一、皮 炎

常見的皮炎有接觸性皮炎、稻田性皮炎、植物日光性皮炎等。有的因對某種物質過敏引起，有的發病原因還不太清楚。

接觸性皮炎因接觸某種物質後幾分鐘到幾天內突然發病，被接觸部位的皮膚發紅起丘疹、水疱，接著就糜爛流水，感到局部灼熱劇癢。

稻田性皮炎則先是接觸水田的皮膚開始發癢、灼熱，接著出現點狀紅斑、丘疹。輕者2～3天後自行消退；重者發生水疱、紅腫，甚至糜爛化膿。

植物日光性皮炎是吃了某種野菜後，身體暴露部位很快腫脹，常使眼皮不能睜開，手不能握拳。腫脹部位發緊、刺癢、灼痛、麻木。

治療皮炎，有以下幾種特效的貼敷方法：

方法1 白屈菜膏敷患處

用於：治療稻田皮炎。

處方：白屈菜500克，澱粉50克，石炭酸5克。

用法：先取白屈菜，加水，煎半小時去渣，濃縮成500毫升加入澱粉和石炭酸攪拌成糊狀，敷於患處。每日數次。

療效：據報導，用此法治療7例，均獲明顯療效。

方法2 白屈菜白鮮皮膏敷患處

用於：治療稻田皮炎。

處方：白屈菜1000克，白鮮皮1000克，冰片2克。

用法：上藥水煎，熬膏，加入冰片和適量的澱粉，加熱攪拌成糊劑，敷患處，每日數次。

療效：據報導，一般用此法治療7～15天好轉。

方法3 皮炎康膏敷患處

用於：治療稻田皮炎。

處方：白屈菜浸膏20克，白鮮皮酊（20%）20毫升，藜蘆酊（20%）20毫升，艾葉濃煎液1毫升，澱粉10克。

用法：上藥共調成膏敷患處。每日1～2次。

療效：據報導，一般用藥3～7日好轉。

方法4 小薊馬齒莧膏敷患處

用於：治療稻田皮炎。

處方：小薊、馬齒莧、大薊、韮菜各適量。

用法：上藥搗成泥狀，敷患處。每日1～2次。

療效：據報導，一般用藥3～7日見效。

方法5 艾葉搖竹消敷患處

用於：治療日光性皮炎。

處方：艾葉、搖竹消、路路通各30克，蠶砂60克。

用法：上藥煎汁，紗布蘸藥汁敷癢處。每日 2 次。

療效：一般用藥 3～7 日好轉。

方法 6 黃柏青黛膏敷患處

用於：治療日曬瘡、火斑瘡。

處方：黃柏、青黛各 6 克。

用法：上藥各研末，麻油調敷患處。每日 1～2 次。

療效：一般用藥 3～5 日可見效。

方法 7 野菊花千里光濕敷患處

用於：治療春夏季因食灰菜、莧菜、野木耳等又強烈日暴曬，顏面、手足背發癢刺痛，隨即高度浮腫、顏面腫大、眼合成線者。

處方：野菊花 750 克，千里光、側柏葉各 500 克，土荊 250 克，食鹽 15 克。

用法：上藥加水煎汁，紗布浸泡後，濕敷患處。每日數次。

療效：一般用藥 3～5 日好轉。

方法 8 地榆馬齒莧濕敷患處

用於：治療日光性皮炎紅腫、小疱、輕度糜爛者。

處方：生地榆、馬齒莧各 30 克。

用法：上藥水煎待溫，用紗布蘸水濕敷患處，每次 20～30 分鐘，每日 3～4 次。

療效：據報導，用此法治療 3～5 日好轉。

方法 9 五倍子爐甘石膏敷患處

用於：治療強酸、強鹼等灼傷的原發刺激性接觸性皮炎。

處方：五倍子9克，生爐甘石9克。

用法：上藥分別研末，蜂蜜18～24克放入燒杯內，置火上加熱至沸，取下立即加入五倍子粉和生爐甘石粉，攪拌成膏。局部塗敷外蓋紗布固定，每日1次。

療效：據報導，用此法治療7例均治癒。

方法10 黃柏龍骨狼毒膏敷患處

用於：治療接觸性皮炎、稻田皮炎。

處方：黃柏500克，龍骨500克，狼毒500克。

用法：上藥浸於酒精8升中，歷7天，取液5升，加漆片、松香各200克，聚乙烯醇縮丁醛250克，攪拌均勻。外敷患處。每日1～2次。

療效：據報導，用此法治療5～7日可獲痊癒。

十二、濕 疹

濕疹又名「浸淫瘡」，是一種常見的過敏性、炎症性皮膚病。其臨床表現為多形性損害，有紅斑、丘疹、水疱、糜爛、滲液、結痂、浸潤或脫屑。其特點為多形性皮疹，傾向濕潤，對稱分布，易於復發和慢性化，自覺劇烈瘙癢。本病是變態反應所致。其致敏原如食物、藥物、細菌、動物羽毛、花粉等。

治療濕疹，有以下幾種特效的貼敷方法：

方法1 三黃苦參液濕敷患處

用於：治療急性濕疹或半化膿感染者。

處方：大黃、黃芩、黃柏、苦參各等量（各 10～15 克）。

用法：上藥共研細末，紗布包後開水沖泡或煎煮，待藥液涼後作冷濕敷患處。每日 1～3 次。

療效：據報導，用此法治療濕疹，一般 4～10 日見效。

方法 2 甘滑石輕鉛粉油膏敷患處

用於：治療急性濕疹，輕度感染者。

處方：煅飛石膏、川黃柏各 120 克，煅飛甘石、滑石各 60 克，輕粉 24 克，鉛粉 30 克，冰片適量。

用法：上藥共研細末，加等量植物油調勻，瓶裝備用，用時攪勻，敷於患處。每日 1～3 次。

療效：據報導，一般用藥 5～7 日見效。

方法 3 青黛黃柏冰片油膏敷患處

用於：治療急性濕疹有明顯滲液者。

處方：青黛 3 克，黃柏 6 克，冰片 3 克。

用法：上藥共研細末，用花生油調敷患處。每日 1～3 次。

療效：一般用藥 5～7 日見效。

方法 4 黃連枯礬膏敷患處

用於：治療亞急性、慢性濕疹。

處方：黃連 20 克，枯礬 5 克，青黛 5 克，輕粉 3 克，冰片適量。

用法：黃連煎水濃縮成浸膏，餘藥共研細末，加凡士林調勻，敷於患處。每日1～3次。

療效：據報導，一般用藥5～7日見效。

方法5 餾油毛脂膏敷皮損處

用於：治療慢性濕疹，皮損肥厚者。

處方：黑豆餾油5克，羊毛脂10克，凡士林加至100克。

用法：上藥調勻即成。外敷皮損處。每日1～2次。

療效：據報導，一般用藥4～8日見效。

方法6 密陀僧白芨油膏敷皮損處

用於：治療慢性濕疹皮損較厚者。

處方：密陀僧末620克，白芨末180克，輕粉125克，枯礬30克，凡士林1870克。

用法：先將輕粉研細，至不見星為度，逐次加入密陀僧、白芨末，最後加入枯礬研極細加入凡士林調成油膏。敷於皮損處。每日1～2次。

療效：據報導，一般用藥4～8次見效。

方法7 鉛粉松香油膏敷患處

用於：治療濕疹滲水多者。

處方：鉛粉、松香末、枯礬各310克，五倍子末150克。

用法：上藥研成細末，調和。用時以藥末直接撒於皮損上或用麻油調敷瘡面。每日1～3次。

療效：一般用藥5～7日見效。

方法8 龍骨牡蠣油膏敷患處

用於：治療濕疹、接觸性皮炎、脂溢性皮炎、趾間足癬。

處方：龍骨、牡蠣、海螵蛸、雄黃各90克，黃柏500克，滑石粉30克。

用法：上藥共研末，直接撲於患處或油調外用。每日1～3次。

療效：一般用藥5～7日見效。

十三、蕁麻疹

蕁麻疹又名「癮疹」「風疹塊」等，是常見的過敏性皮膚病。是由各種不同的內外因子作用於人體，通過變應性或非變應性機制而發生的皮膚病。臨床表現隨起隨消的風團，皮膚劃痕試驗常呈陽性，皮損消退後不留痕跡，自覺搔癢等。

治療蕁麻疹，有以下幾種特效的貼敷方法：

方法1 徐長卿液濕敷患處

用於：治療蕁麻疹。

處方：徐長卿6克。

用法：水煎浸紗布，濕敷患處。每日數次。

療效：用藥後即見效。

方法2 敗醬草液濕敷患處

用於：治療蕁麻疹。

處方：敗醬草 30 克。

用法：水煎浸紗布，濕敷患處。每日數次。

療效：一般用藥後見效。

方法 3 白楊樹皮液濕敷患處

用於：主治蕁麻疹。

處方：白楊樹皮 30 克，白礬 6 克。

用法：水煎浸紗布，濕敷患處。每日數次。

療效：一般用藥即見效。

方法 4 蒺藜蒼耳液濕敷患處

用於：治療蕁麻疹。

處方：蒺藜棵、蒼耳棵各 6 克。

用法：水煎浸紗布，濕敷患處。每日數次。

療效：一般用藥即見效。

方法 5 苦參防風粉敷臍部

用於：治療蕁麻疹。

處方：苦參 30 克，防風 15 克，撲爾敏 30 片。

用法：將上藥分別研成細末，分裝瓶貯備用，臨用時上藥混合均勻，填入臍窩，以紗布覆蓋，膠布固定。每日 1 次，10 天為 1 療程。

療效：一般用藥 1 療程可癒。

方法 6 艾葉馬鞭草藥泥敷患處

用於：治療過敏性皮膚病。

處方：艾葉、馬鞭草各 120 克，鮮馬齒莧 30 克，鮮蒲公英、犁頭草、杠板歸各 15 克。

用法：除艾葉、馬鞭草外，其它草藥一起搗爛。先用艾葉、馬鞭草煎水沖洗，再用藥泥外敷患處。每日1次。

療效：一般用藥5～10次可痊癒。

十四、凍瘡

凍瘡是一種發生於寒冷季節的物理性皮膚病。常於手指、腳趾、耳廓等部位出現紫紅或紫藍色腫脹，遇熱則癢，重者起疱、潰瘍而疼痛。

治療凍瘡，有以下幾種特效的貼敷方法：

方法1 山楂肉泥敷患處

用於：治療凍瘡未潰、已潰者。

處方：山楂適量。

用法：將山楂肉砸成泥狀外敷。每日換藥1次。

療效：據《河南中醫學院學報》報導，一般用藥15～20日痊癒。

方法2 麻雀腦敷患處

用於：治療凍瘡。

處方：麻雀腦。

用法：將麻雀腦取出，去筋膜，調成膏，每日塗敷患處1次。

療效：連續敷10～15日痊癒。

方法3 鮮桔皮生薑熱敷患處

用於：治療凍瘡。

處方：鮮桔皮3～4個，生薑30克。

用法：上藥加水煎煮，用藥汁浸紗布包藥渣熱敷患處。每晚1次，每次30分鐘。

療效：一般用藥10～15日可獲痊癒。

方法4 白藥酒膏敷患處

用於：治療凍瘡。

處方：雲南白藥適量。

用法：將雲南白藥用白酒調成糊狀外敷於凍傷部位。破潰者可用乾粉直接外撒，紗布包紮。

療效：一般用藥2～3次即可痊癒。

方法5 鮮虎耳草泥膏敷患處

用於：治療凍瘡。

處方：鮮虎耳草或馬勃適量。

用法：將鮮虎耳草搗爛外敷或馬勃粉敷壓在患處。每日1～3次。

療效：一般用藥5～7日見效。

方法6 柿子皮膏敷患處

用於：治療凍瘡。

處方：柿子皮適量，菜油適量。

用法：將柿子皮適量燒成灰，研極細末，用熟菜油調勻，敷於患處，每日1次。

療效：一般連用5～7天可見效。

方法7 麝香虎骨膏貼患處

用於：治療凍瘡未破潰者。

處方：麝香虎骨膏適量。

用法：每晚睡前，用溫水洗燙患處5～10分鐘，擦乾後將虎骨麝香膏貼患處，24小時更換1次。3～7天為1個療程。

療效：一般用藥1個療程見效。

方法8 蚌殼散敷患處

用於：治療凍瘡。

處方：蚌殼適量。

用法：將鮮蚌殼煅後研末敷患處。每日2～3次。

療效：據《遼寧中醫雜誌》報導，一般用藥3～7天見效。

方法9 山芋粉膏敷患處

用於：治療已潰破的凍瘡。

處方：山芋粉1份，冰片適量，豬板油2份。

用法：山芋粉、冰片末加入未溶化的豬板油中，調勻成膏。先將患處用硼酸水洗淨，取紫丹膏塗於瘡面，蓋以紗布，每日1～2次。

療效：一般用藥數日後痊癒。

方法10 肉桂乳香油膏敷患處

用於：治療凍瘡。

處方：肉桂2克，製乳香、製沒藥各10克，冰片、樟腦各2克。

用法：上藥分別研細後拌勻，調入適量的凡士林即成。使用時先用蘿蔔湯或淡鹽水清洗潰爛面，再將此膏敷患處 2～3 天 1 次。

療效：一般用藥 5～7 日後見效。

方法 11 桂枝紅花液濕敷患處

用於：治療凍瘡。

處方：桂枝 50 克，紅花 20 克，附子 20 克，荊芥 20 克，紫蘇葉 20 克。

用法：上藥加水煮沸浸紗布包藥渣敷患處，每劑連用 3 天。

療效：一般用藥 3～5 日見效。

方法 12 肉桂紫草膏敷患處

用於：治療凍瘡。

處方：肉桂、紫草、熟地各 15 克，木香 3 克，黃柏、炒蒼朮各 30 克。

用法：上藥共為細末，用凡士林調成軟膏，外敷患處。每日 1～3 次。

療效：一般用藥 3～7 日見效。

方法 13 紅花桂枝液濕敷患處

用於：治療凍瘡。

處方：紅花、桂枝、川椒、乾薑、當歸、乾辣椒各 30 克，樟腦 10 克，冰片 5 克。

用法：上藥放置於 750 毫升 95%的酒精中浸泡 3 晝夜，紗布過濾，貯瓶備用。使用時將患部洗淨拭乾，用藥棉蘸藥敷患處，每日 3～5 次。

療效：據《新中醫》雜誌報導，一般用藥 5～7 日日即癒。

第五節　婦科病症貼敷療法

一、月經不調

月經不調是婦科最常見的一種疾病，泛指月經的週期、經量、經色和經質異常的病症。臨床包括以月經週期改變為主的月經先期、月經後期、月經先後不定期、經期延長和月經量改變為主的月經過多、月經過少等。常伴有小腹脹滿、腰酸痛、心煩易怒、頭暈、心悸、夜寐不安、精神疲乏等症狀。

治療月經不調，有以下幾種特效的貼敷方法：

方法 1 蓖麻仁泥膏敷百會穴

用於：治療月經過多。

處方：紅蓖麻仁 15 克。

用法：上藥搗爛如泥，敷百會穴（剪去頭髮），綳帶包紮，血止後洗去。

療效：一般用藥 3～5 次見效。

方法 2 益母夏枯草泥膏敷氣海穴

用於：治療月經不調。

處方：益母草 60 克，夏枯草 30 克。

用法：上藥共搗爛炒熱，敷貼氣海穴。

療效：一般用藥 3～5 次見效。

方法 3 鹿茸當歸散敷臍

用於：治療月經不調、超前、錯後或先後不定期。

處方：鹿茸 3 克，當歸 9 克，肉桂心、白芍、紅花、川芎、乾薑各 6 克。

用法：將以上藥物共碾為細粉末，瓶貯密封備用。每次取藥末 3～5 克，填納入患者臍孔內，外以鎮江膏藥貼在臍孔上，再以膠布固定。7 日換藥 1 次。3 次為 1 個療程。

療效：一般用藥 2 個療程見效。

方法 4 香附雞血藤膏敷關元穴

用於：治療月經不調。

處方：香附、雞血藤各 20 克，三棱、牡蠣各 10 克，白芍、木通、牛膝各 12 克。

用法：將上藥研細末，凡士林調或熬煉成膏劑，外貼關元穴。每日 1 次。7～10 日 1 個療程。

療效：一般用藥 1～2 個療程見效。

方法 5 大黃玄參生地膏貼關元穴

用於：治療血熱型月經不調。

處方：大黃 128 克，玄參、生地、當歸、赤芍、白芷、肉桂各 64 克。

用法：以麻油 1000 克熬藥，黃丹 448 克收膏，貼關元穴、每日 1 次，月經前後 10 天用，3 月為 1 療程。

療效：一般用藥 1 療程見效。

方法 6 桃仁紅花當歸膏敷神闕穴

用於：治療月經不調、月經過少。

處方：桃仁、紅花、當歸、香附、白芍、肉桂、吳茱萸、小茴香、鬱金、枳殼、五靈脂、蠶砂、蒲黃、熟地各等份。

用法：上藥共研細末，用酒調、敷神闕穴，外覆紗布，膠布固定，2日1換。

療效：據《中級醫刊》報導，用藥7～10次見效。

方法7 乳香沒藥白芍膏貼神闕穴

用於：治療月經不調、經前腹痛者。

處方：乳香、沒藥、白芍、川牛夕、丹參、山楂、廣木香、紅花各15克，冰片1克，薑汁適量。

用法：將以上諸藥共研細末，以薑汁或黃酒適量調成糊狀，分貼於神闕穴和子宮穴上，外覆紗布，膠布固定，2日換藥1次。

療效：據《中級醫刊》報導，用此法治療17例，15例痊癒，2例好轉。平均用藥7～10次。

二、痛 經

婦女在行經期間或行經前後，出現週期性腰腹疼痛難忍或伴其他不適，以致影響生活和工作，甚或痛劇昏厥者稱為痛經，也稱經行腹痛。分為原發性、繼發性兩種。

治療痛經，有以下幾種特效的貼敷方法：

方法1 肉桂茱萸茴香酒膏敷患處

用於：治療痛經。

處方：肉桂 10 克，吳茱萸、茴香各 20 克。

用法：上藥共為細末，用白酒適量炒熱敷於臍部，冷後再炒熱熨敷，以不燙傷為度，膠布固定，連敷 3 日。下次月經之前再敷 3 日。

療效：據《中級醫刊》報導，用此法治療可獲痊癒。

方法 2 艾葉食鹽熱敷關元穴

用於：治療痛經。

處方：艾葉 60 克，食鹽 30 克。

用法：將艾葉、食鹽熨熱後敷貼關元穴。每日 1 次。

療效：一般用藥 7～10 日見效。

方法 3 痛舒寧膏貼關元等穴

用於：治療各種痛經。

處方：痛舒寧（關節鎮痛膏）。

用法：經前 3 天，剪取大小適中的小塊，貼關元、中級、三陰交、腎俞、次髎穴。兩天換 1 次。經淨停貼，連續 3 個月。

療效：連續貼 3～4 個月可獲痊癒。

方法 4 香附延胡熱敷氣海穴

用於：治療痛經。

處方：香附 12 克，延胡 10 克，桂枝、官桂各 8 克，木香 6 克，雞血藤 20 克。

用法：上藥搗爛，炒熱敷氣海穴，然後按揉或溫灸。每日1次，7日為1療程。

療效：一般用藥1～2個療程痊癒。

方法5 山楂葛根醋膏敷於臍部

用於：治療痛經。

處方：山楂、葛根、乳香、沒藥、穿山甲、川朴各100克，白芍150克，甘草、桂枝各30克，細辛揮發油、雞矢藤揮發油、冰片各適量。

用法：將上藥研成細末。於經前3～5天，取藥末0.2～0.25克，用醋或薑汁或酒調成糊狀敷於臍部，經行後第3天去藥。

療效：據《浙江中醫》雜誌報導，一般用藥1～3個療程可癒。

方法6 當歸吳茱萸乳香酒膏敷臍部

用於：主治痛經。

處方：當歸、吳茱萸、乳香、沒藥、肉桂、細辛各50克，樟腦3克（研末），95%乙醇適量。

用法：將當歸、吳茱萸、肉桂、細辛共水煎2次，煎液濃縮成稠狀，混入已溶於適量95%乙醇的乳香、沒藥液，烘乾後研細末加樟腦備用。用時取藥粉3克，用黃酒數滴拌成糊狀於經前3天，外敷臍部，用護傷膏固定，藥乾則更換，經行3天後取下。每日1次，至痊癒或痛經轉輕為止。

療效：據《上海中醫雜誌》報導，用此法治療1～3月痊癒。

三、閉 經

發育正常女子，一般 12～14 歲月經來潮，若超過8歲，尚未行經，或月經週期建立後又非生理性停經 3 個月以上者，稱「閉經」「不月」「月事不來」。前者為原發性閉經，後者為繼發性閉經。

治療閉經，有以下幾種特效貼敷方法：

方法 1 蟑螂威靈仙散敷神闕穴

用於：治療血瘀實症閉經。

處方：蟑螂 1 隻，威靈仙 10 克。

用法：上藥共研細末，填神闕穴，膏藥貼蓋，約 1 小時後去藥，1 日 1～2 次。連用至癒。

療效：一般用藥 7～10 日痊癒。

方法 2 蠶砂敷腹部

用於：治療閉經。

處方：晚蠶砂 30 克，酒適量。

用法：晚蠶砂加酒炒熱後，外敷腹部。每日 1～2 次。

療效：一般用藥 7～10 日痊癒。

方法 3 益母草月季花泥膏熱敷腹部

用於：治療閉經。

處方：益母草、月季花各 30 克。

用法：上二味藥共搗汁，加熱後外敷小腹部。每日 1～2 次。

療效：照此法治療 7～10 日痊癒。

方法 4 山楂赤芍泥膏熱敷臍部

用於：治療閉經。

處方：山楂 10 枚，赤芍 3 克，生薑 15 克。

用法：上藥共搗如泥狀，放鍋中炒熱，趁熱敷於臍部，每次熱敷 30 分鐘，每日 1 次，連用 3～5 次。

療效：一般用 3～5 次見效。

方法 5 柴胡白朮敷貼關元穴

用於：治療閉經。

處方：柴胡 12 克，白朮 10 克，白芍 10 克，當歸 12 克，茯苓 10 克，薄荷 3 克，三棱 6 克，牛膝 20 克。

用法：將藥物研細末，調拌凡士林，然後外敷貼關元穴。每日 1 次。

療效：一般用藥 7～10 日痊癒。

方法 6 芥子茺蔚子餅貼神闕穴

用於：治療閉經。

處方：白芥子、茺蔚子，晚蠶砂各 30 克，大曲酒 10 毫升。

用法：前 3 味藥共研細末，每次取藥末 20 克，加大曲酒少許和成厚膏，捏成約 5 分硬幣大稍厚之藥餅 2 個，貼在神闕、血海或氣海、三陰交穴位上，每次貼 2 穴，交替使用，外以紗布覆蓋，膠布固定，也可以熱熨，24 小時後揭藥。

療效：據報導，連續用藥 10～15 日痊癒。

四、帶下病

帶下病是指婦女陰道內的分泌物明顯增多，綿綿如帶，色、質、氣味異常，或伴全身及局部症狀為特徵的疾病。陰道炎、宮頸糜爛、盆腔炎等急、慢性炎症及宮頸癌、宮體癌等均可出現帶下病症狀。

治療帶下病，有以下幾種特效的貼敷方法：

方法 1 冰硼散敷患處

用於：治療宮頸糜爛的帶下病。

處方：冰硼散適量。

用法：月經淨後 3～5 日，常規消毒會陰，用窺器暴露宮頸，以滅菌棉球拭淨陰道及宮頸分泌物，繼用1‰新潔爾滅沖洗陰道，根據病變程度將一帶線尾無菌棉球，視糜爛面大小蘸取不同量的冰硼散，敷在患處，每日 1 次。6～7 日為 1 療程。

療效：據《中國中藥》雜誌報導，一般治療 1～2 個療程痊癒。

方法 2 芡實桑螵硝醋糊敷臍部

用於：治療白帶。

處方：芡實、桑螵蛸各 30 克，白芷 20 克。

用法：上藥共研為細末，醋調糊狀，取適量敷於臍部，膠布固定，每日 1 次，連敷 1 週。

療效：據《中級醫刊》報導，用此法治療白帶 21 例，痊癒 19 例，好轉 2 例。

方法 3 川椒大茴香酒膏敷患處

用於：治療帶下病。

處方：川椒、大茴香、乳香、沒藥、降香末各 10 克。

用法：上藥共研細末，以麵粉、白酒少許調糊，攤鋪於紗布上，敷於痛處，以熱水袋熱熨，每日 2 次。

療效：一般用此法治療 5～7 日見效。

方法 4 黨參白朮酒膏敷臍部

用於：治療脾氣虛寒型帶下病。

處方：黨參、白朮、乾薑、炙甘草、牡蠣各等份。

用法：把上藥研為細末，過篩，用白酒或米醋調成膏，用紗布包裹，敷於臍部，外蓋紗布，以膠布固定。每日 1 次。

療效：一般治療 5～7 日見效。

方法 5 硫黃丁香膏敷於臍中

用於：治療赤白帶下。

處方：硫黃、丁香、胡椒、杏仁各 5 克，麝香少許，大棗 5 枚。

用法：上六味共搗研如泥，做成如棗核大藥丸。用時取 1 丸，放於臍中，外貼一張紅椴膏。隔日一換。

療效：一般治療 8～12 日見效。

方法 6 雞冠花紅花酒膏敷神闕等穴

用於：治療白帶。

處方：白雞冠花、紅花、白朮、荷葉、茯苓、陳壁土、車前子各等份，黃酒適量。

用法：諸藥混合研末，每次取 35 克，用黃酒調成稠糊，分別塗敷神闕、脾俞，蓋以紗布，膠布固定，2 日換藥 1 次。

療效：一般用藥 8～12 日見效。

方法 7 芥子雞冠花白果酒餅敷神闕等穴

用於：治療帶下病。

處方：炒白芥子、白雞冠花、白果仁、白胡椒、白朮各 3 克，灶心土 30 克，車前子 15 克。

用法：先將灶心土炒褐黑色，諸藥研末，倒入灶心土同炒片刻，注入適量白酒，做成 2 個藥餅，溫敷於神闕、隱白穴上，用紗布覆蓋，膠布固定，敷貼 24 小時後去藥。每 7 日貼藥 1 次。

療效：一般用藥 3～4 次痊癒。

五、妊娠嘔吐

妊娠嘔吐是指婦女懷孕 5～6 週後，出現晨起噁心、嘔吐或一日內嘔吐數次，並伴倦怠喜臥、食欲不振、嚴重者嘔吐頻繁，不能進食進水，可引起脫水、酸中毒及電解質紊亂等，為妊娠早期的正常反應，一般 12 週即可逐漸消失。

治療妊娠嘔吐，有以下幾種特效的貼敷方法：

方法 1 生薑敷內關穴

用於：治療妊娠嘔吐。

處方：生薑6克。

用法：將生薑烘乾，研為細末，以水調為糊狀，敷內關穴。每天1～2次。

療效：一般用藥3～5日見效。

方法2 丁香半夏

用於：治療妊娠嘔吐。

處方：丁香15克，半夏20克，生薑30克。

用法：前2味共為細末，以生薑煎濃汁，調為糊狀，取適量塗敷臍部，蓋以紗布，並用膠布固定。每日1次。

療效：一般用藥5～7日見效。

方法3 半夏砂仁薑汁膏敷臍部

用於：治療妊娠嘔吐。

處方：半夏15克，砂仁、豆蔻各3克，生薑汁1小杯。

用法：前3味藥研細末，用生薑汁調和藥末如稠糊狀。用時先用生薑片擦患者臍部至發熱，再取藥糊塗敷臍部，外以紗布覆蓋，膠布固定。每日塗藥3～5次。

療效：一般用藥5～7日見效。

第六節　兒科病症貼敷療法

一、痄 腮

痄腮又稱「腮腺炎」，是由腮腺炎病毒引起的一種急性傳染病。臨床以發病急驟、一側或兩側腮腺腫痛為特徵。多發於冬春兩季，以 5～9 歲小兒最多見，癒後一般良好。患病後一般可終生不再感染。

治療痄腮，有以下幾種特效的貼敷方法：

方法 1 蟾蜍皮貼患處

用於：治療痄腮。

處方：蟾蜍 1 隻。

用法：將蟾蜍用清水洗淨，去頭取耳後腺，將皮剝下，圍繞耳後腺剪成膏藥樣，表面向外直接貼於患處，8 小時左右自然乾燥脫落。可浸水後重貼。

療效：一般用藥 3～15 日痊癒。

方法 2 仙人掌泥膏敷患處

用於：治療痄腮。

處方：仙人掌適量。

用法：仙人掌去刺，剖開或搗爛，敷患處。每日 1～3 次。

療效：一般用藥 3～5 日痊癒。

方法 3 大青葉糊膏敷於患處

用於：治療小兒痄腮。

處方：大青葉粉 50～150 克。

用法：上藥粉加適量水調成糊狀，敷於患處，每日 2 次，每次 2 小時左右。

療效：據《吉林中醫藥雜誌》報導，一般用藥 3～5 日痊癒。

方法 4 威靈仙醋液塗敷處

用於：治療痄腮。

處方：鮮威靈仙根 50 克，米醋 250 毫升。

用法：將威靈仙根浸入米醋中 3 日，再用棉籤蘸取藥液塗敷患處。每 2～3 小時敷一次。

療效：一般用藥 3～5 日痊癒。

方法 5 相思子軟膏敷患處

用於：治療急性腮腺炎。

處方：相思子適量，雞蛋清適量。

用法：將相思子微火炒成黃色，研為細末，用時將藥粉加入適量雞蛋清調成糊狀軟膏，塗於塑料薄膜或油紙上敷貼患處，每日換藥 1 次。

療效：一般敷藥 2～3 次可癒。

方法 6 天花粉連錢草泥膏敷患處

用於：治療流行性腮腺炎。

處方：天花粉、連錢草各 30 克。

用法：上藥洗淨，加入少許食鹽，搗爛，敷患處，1 日敷 1～2 次，連續敷 2～5 日。

療效：據《赤腳醫生雜誌》報導，一般連續敷患處

2～5日痊癒。

方法 7 樟腦花椒散敷患處

用於：治療痄腮。

處方：樟腦45克，花椒15克，冰片6克，芒硝30克。

用法：將花椒粉碎，再將樟腦、冰片、芒硝研成細粉，均勻撒布花椒上，用瓷碗覆扣，用白礬或泥鹽封固碗口，然後用文火燒煉30～40分鐘。冷卻後開啟藥碗。藥成潔白色針狀結晶體，研碎裝瓶備用。將上藥少許撒於膏藥上面，貼於患處。

療效：一般1次即可治癒。

方法 8 吳茱萸虎杖醋膏敷湧泉穴

用於：治療急性腮腺炎。

處方：吳茱萸、虎杖、紫花地丁各9克，膽南星3克。

用法：將上藥共研成粉末，每次取藥粉6～15克，加醋適量，調成糊狀，敷於兩足底湧泉穴，每日1次。

療效：一般連敷3～4次即癒。

二、水 痘

水痘是小兒常見的一種急性水疱性傳染病。因其形態如痘，疱疹色澤明淨如水泡，故名「水痘」，又稱「水花」「水疱」「水瘡」等。以發熱、皮膚分批出現斑丘疹、疱疹、結痂及治癒後不留疤痕為特徵。本病傳染性頗強，容易散發流行。以冬春兩季多發。

治療水痘，有以下幾種特效的貼敷方法：

方法 1 青黛散敷患處

用於：治療水痘糜爛化膿者。

處方：青黛散適量。

用法：外敷於患處。每日 1～3 次。

療效：一般用藥 3～4 日痊癒。

方法 2 綿蠶散敷患處

用於：治療水痘糜爛化膿者。

處方：綿蠶散適量。

用法：外敷於患處。每日 1～3 次。

療效：一般用藥 3～4 日痊癒。

方法 3 黑豆散敷患處

用於：治療水痘。

處方：黑豆適量。

用法：將黑豆研末敷於患處。每日 1～3 次。

療效：一般用藥 3～4 日可獲痊癒。

方法 4 黃豆油膏敷患處

用於：治療水痘。

處方：黃豆適量。

用法：將黃豆研末，香油調敷患處。每日 1～3 次。

療效：一般用藥 4～5 日痊癒。

三、疳 積

疳積是指小兒食欲不振、面黃肌瘦、毛髮乾枯、頭大頸細、肚腹脹大、青筋暴露、皮膚皺癟、貌似老人、大便不調等症狀、體徵而言。多發生於3歲左右小兒，屬營養障礙的慢性消耗性疾病。多由先天稟賦不足，後天母乳不足、斷乳過早、餵養不當、長期飲食失調、積食化熱、或蟲積、或病後失調、或藥物誤投、損傷脾胃導致運化吸收功能長期障礙，營養物質供應不能滿足小兒機體的需要，水穀精微生化乏源，氣血虛衰不能濡養臟腑肌肉，漸至形體羸瘦，終成疳積。

治療疳積，有以下幾種特效的貼敷方法：

方法1 玄胡胡椒粉敷臍

用於：治療小兒積滯。

處方：玄胡粉3克，胡椒粉0.5克。

用法：上藥直接放入臍中，外敷消毒紗布或油紙，用膠布固定，每日換藥1次。10日為1療程。

療效：據《湖北中醫雜誌》報導，一般用藥4～5個療程可癒。

方法2 檳榔良薑散敷臍

用於：治療小兒厭食症。

處方：檳榔2份，良薑1份。

用法：將上藥共研細末，裝瓶備用。用時取藥物填充臍中，以紗布覆蓋，用膠布固定。每日1次。

療效：據《河南中醫》報導，用藥20～30日痊癒。

方法3 艾葉胡椒酒膏敷於臍部

療效：治療小兒疳積（虛寒型）。

處方：艾葉、酒、胡椒末各適量。

用法：將艾葉搗爛，加酒、胡椒末調成糊狀，敷於臍部。每日換藥1次。15日為1療程。

療效：一般用藥3～4個療程可癒。

方法4 朱砂胡黃連泥膏貼囟門上

用於：治療小兒疳積（煩熱不安）。

處方：朱砂、胡黃連各3克，公雞肝1具。

用法：先將前兩味共研細末，再取未下水洗過的新鮮公雞肝1具，共搗爛如泥，貼患兒囟門之上（頭髮剃光），任其自行乾落。10次為1個療程。

療效：一般用藥3～4個療程可獲痊癒。

方法5 桃杏仁山梔膏敷內關穴

用於：治療小兒疳症。

處方：桃仁、杏仁、生山梔各等份。

用法：上藥研末，加冰片，樟腦少許，貯瓶備用。取藥末15～20克，用雞蛋清調拌成糊狀，乾濕適宜，敷於雙側內關穴，然後用紗布包紮，不宜太緊，24小時後去掉。連敷10次為1個療程。

療效：據《新中醫》報導，一般用藥治療3～4個療程可癒。

方法 6 生梔仁桃仁皮硝膏敷患處

用於：治療小兒疳疾。

處方：生梔仁 30 粒，桃仁 7 粒，皮硝 9 克，蔥頭 7 個，飛羅麵 1 匙，雞蛋 1 個（去黃），蜂蜜適量。

用法：將上藥研為細末，用蜂蜜、蛋清調勻。荷葉為托，敷貼腹部，用紗布包紮。每日 1 次。10 日為 1 療程。

療效：一般治療 3～4 療程可癒。

四、遺 尿

遺尿是指 3 週歲以上小兒，夜間睡眠中尿自遺於床上，醒後方知，故又稱「尿床」。本病多與大腦皮質下中樞及大腦皮質的功能失調有關，部分患兒有遺傳家族史，少數患兒可因器質性病變所致。

治療遺尿，有以下幾種特效的貼敷方法：

方法 1 硫黃大蔥泥膏敷臍

用於：治療下元虛寒所致遺尿。

處方：硫黃 30 克，大蔥 120 克。

用法：硫黃研末，和大蔥共搗如泥，烘熱，裝紗袋敷臍，外用紗布包裹。每晚 1 次，連敷 7～10 日為 1 療程。

療效：一般治療 1～3 個療程可癒。

方法 2 丁香米飯餅敷臍孔

用於：治療小兒遺尿。

處方：丁香3粒，米飯適量。

用法：將丁香研為細末，加入米飯拌勻後搗爛如餅狀，貼敷於患兒臍孔上，每日換藥1次，連敷3～5日為1個療程。

療效：一般用藥3～4個療程可癒。

方法3 五倍子糊膏敷臍孔上

用於：治療小兒遺尿。

處方：五倍子3克。

用法：將五倍子研成細末，以溫開水調如糊狀，貼敷於患兒臍孔上，外加紗布固定，每晚換藥1次，連敷3～7次為1個療程。

療效：一般用藥2～3個療程可癒。

方法4 硫黃甘草鹽膏敷臍

用於：治療小兒遺尿。

處方：硫黃粉、甘草各50克，白朮20克，白礬10克。

用法：將白朮、甘草加水煎成濃湯，然後加入白礬粉和硫黃粉烘乾研勻。每次用5克，以大蒜鹽水調勻敷於臍孔上，2～5日換藥1次。7～10次為1療程。

療效：一般用藥1～3個療程可癒。

第七節 貼敷美容法

一、美容養顏貼敷法

美容養顏是指美化容顏、保護皮膚生理健康並延緩衰老、促進身心愉快的一類貼敷方法。

〔**貼敷方法**〕

方法 1 酒杏仁敷面

用於：治人面黑、膚色粗陋、皮厚狀醜。

處方：杏仁、酒。

用法：杏仁酒浸皮脫，搗爛絹袋盛，夜以絹袋敷於面。每日1～2次。

方法 2 附子酒膏敷面

用於：治面黝黑。

處方：白附子末、酒。

用法：酒浸白附子末，敷於面部。隨時可做。

方法 3 桂心鹽蜜膏敷面部

用於：美容。

處方：桂心、石鹽、蜜各等份。

用法：上藥末相和，敷於面部。每日1～2次。

方法 4 商陸茯苓膏敷面

用於：治面黑、增白袪皺裂。

處方：商陸、白茯苓各186克，萎蕤37克，白芷、藁本各 74 克。

用法：上藥切碎，研桃仁 100 克，混合煮，貯瓶備用。用時加入甘松、零陵香末各 37 克，入膏中，攪勻，每夜敷於面部、手部。

方法 5 白芷川芎敷手面

用於：光潤肌膚，美容。

處方：白芷 149 克，川芎、藁本、萎蕤、冬瓜仁、桃仁各 94 克，棗肉 30 枚，豬胰 1 具，冬瓜瓤汁 1 升，橘肉 10 枚，栝蔞子 10 枚。

用法：上藥以水 6 升，煮取 2 升，酒 2 升，揉豬胰取其汁，桃仁研入，敷於手面。

方法 6 豬胰白芷膏敷面部

用於：光潤肌膚、美容。

處方：豬胰 1 具，白芷、桃仁去皮，細辛、辛夷、冬瓜仁、黃瓜蔞仁各 37 克，酒 2 升。

用法：煮白芷等藥至沸，去滓成膏，敷於手面部。

方法 7 朱砂紫草膏敷於口唇部

用於：澤唇美容。

處方：熟朱砂 75 克，紫草末 187 克，丁香末 75 克，麝香 37 克，甲魚煎汁。

用法：用甲魚汁煮上藥為膏，盛入盒內備用，用時取膏敷於口唇部。

方法 8 甲煎紫草膏敷唇

用於：澤唇美容。

處方：蠟 0.63 克，甲煎 100 克，紫草 1.87 克，朱砂 0.63 克。

用法：上藥與蠟同煎 1 沸下羊脂煎 2 沸後，加入紫草煎 1 沸，再加入朱砂煎 1 沸，即停火候凝，收於瓷瓶中備用。用時取膏敷於口唇。

方法 9 桃仁泥膏敷皺裂處

用於：治皺裂皮膚。

處方：桃仁適量。

用法：將桃仁湯浸去皮尖，研如泥，同蜜少許，用溫水化開敷於皺裂處。每日 1～3 次。

方法 10 牡蠣土瓜根蜜膏敷面部

用於：增白護膚。

處方：牡蠣 90 克，土瓜根 30 克。

用法：上藥為末，用白蜜調和敷面部。每日 1～3 次。

方法 11 鵝脂藿香膏敷面

用於：嫩面潤膚，治面粗，面皺。

處方：臘鵝脂、藿香、零陵香、山柰、甘松、黃蠟、乾胭脂粉各等份。

用法：上 7 味藥各取 10 克，先將臘月鵝脂和黃蠟溶化，放入諸藥調和，熬 2～5 沸，用細紗布過濾即成。用時取膏敷面部。

二、消斑除刺貼敷法

消斑指消除雀斑、皮膚黑變病，黃褐斑等多種色素沉著性病變及消除粉刺的除刺貼敷法。

〔貼敷方法〕

方法 1 雞子醋膏敷患處

用於：去面色暗及粉刺。

處方：雞子 5 枚，醋 2 升。

用法：取陳三年醋漬雞子 7 日，當雞子軟如爛泥，去醋，傾入瓷器中，加入胡粉適量和勻成膏，封口蒸熟，藥成再封，勿使泄氣。夜臥時，取膏敷於患部。

方法 2 硫黃白芷栝蔞膏敷面部

用於：治面部生瘡或鼻臉赤風刺、粉刺、百藥不效者。

處方：生硫黃、香白芷、栝蔞根、膩粉各 1.8 克，芫青去翅足 7 個，全蝎 1 個，蟬蛻洗去泥 5 個，麻油、黃蠟適量。

用法：上藥為末，先將黃蠟、麻油入鍋熬熔，取下離火，加入藥末拌勻。每臨臥時洗面令淨，以少許如面霜塗敷於面部。

方法 3 六白細辛汁敷面部

用於：光潤白面，治雀斑、面皺。

處方：白芷、白蘞、白朮各 30 克，白附子生用 0.9 克，白茯苓、細辛各 0.9 克，白芨 15 克。

用法：上藥為末，以雞子白和為梃子，每梃如小指大，陰乾。使用時，洗淨面部後，用漿水於瓷器中磨汁，塗敷面部。

方法 4 增白退斑膏敷於面部

用於：增白玉容，退斑，治黑斑粉刺。

處方：白芷 45 克，白牽牛 15 克，防風 9 克，白丁香 30 克，甘松 9 克，白細辛 9 克，山柰 30 克，白蓮蕊 30 克，檀香 15 克，白僵蠶 30 克，白芨 15 克，鷹條白 30 克，白蘞 9 克，鴿條白 30 克，團粉 60 克，白附子 30 克。

用法：上藥研為細末，裝瓶備用。用時每次用少許放手心內，用水調敷於面部。

方法 5 祛斑靈膏敷於面部

用於：治面上黷色、雀斑。

處方：白附子、白芨、白蘞、白僵蠶、白茯苓、白朮各等份。

用法：上藥為末，以雞子清調敷於面部。

方法 6 白蘞礬石膏敷面

用於：治面黑生皯包。

處方：白蘞、生礬石、白石脂各 22 克，杏仁 0. 5 克。

用法：上藥研末，用雞子調敷面部。

方法 7 附子陀僧乳膏敷面部

用於：治面黑皯皮皺。

處方：白附子、蜜陀僧、牡蠣、茯苓、川芎各 75

克。

用法：上藥研末，用羊乳調和均勻。夜臥時敷於面部。

方法 8 附子香附白檀蜜膏敷面部

用於：治面䵟。

處方：白附子、香附、白檀、馬珂、紫檀各 75 克。

用法：上藥共研末，蜂蜜調和敷於面部。

方法 9 丁香僵蠶牽牛膏敷面部

用於：治面黑及雀斑、粉刺。

處方：白丁香、白僵蠶、白牽牛、白蒺藜、白芨各 90 克，白芷 60 克，白附子、白茯苓各 15 克，皂角 3 根，綠豆少許。

用法：皂角去皮子，與諸藥共為細末，調勻敷面部。

方法 10 朱砂白朮膏敷於面部

用於：治面色晦垢，面黑皺及黑斑。

處方：朱砂、白朮、白蘞、白附子、吳白芷、白僵蠶、木香各 15 克，白芨、白茯苓、蜜陀僧各 45 克，鐘乳粉 60 克，阿膠 15 克。

用法：上藥為細末，先將阿膠熬成膏，再加入諸藥末攪勻，敷於面部。

三、生髮美髮貼敷法

生髮美髮貼敷是運用藥物，通過貼敷促進頭髮再生，抑制頭髮脫落、對頭髮枯黃起潤澤作用的方法。

〔**貼敷方法**〕

方法 1 松葉天雄膏敷於髮根

用於：治髮落，白屑風癢。

處方：松葉切 596 克，天雄去皮、松脂、杏仁去皮、白芷各 149 克，莽草、甘松香、零陵香、甘菊花各 37 克，秦艽、獨活、辛夷仁、香附子、藿香各 74 克，烏頭去皮、蜀椒、川芎、沉香、青木香、牛膝各 94 克，躑躅花銼 56 克。

用法：上藥切碎，以苦酒 3 升浸一夜，後加入生麻油 7 千克，微火煎三上三下，苦酒氣盡膏成，去渣過濾盛貯。塗敷於髮根，每日 3 次。

方法 2 蔓荊子桑寄生膏敷鬚髮不生處

用於：治血虛頭風，鬚髮禿落不生。

處方：蔓荊子 93 克，桑寄生 93 克，桑根白皮 74 克，韮根 74 克，鹿角屑 74 克，馬鬐脂 5 克，五粒松葉 93 克，甘松香 37 克，零陵香 37 克，生烏麻油 1790 克，棗根皮汁 3 升。

用法：上藥細銼，錦裹，置入脂、油棗根汁中浸一夜，慢火煎，數攪，候白芷色焦黃，膏成去渣，收瓷盒中。每日塗敷鬚髮不生處。10 日後即生。

主要參考文獻

1.《中藥大辭典》，上海科學技術出版社，1986 年 6 月第 1 版。

2.《中藥學》，中國中醫藥出版社，1993 年 8 月，第 1 版。

3.《東北常用中草藥手冊》，遼寧省新華書店出版，1970 年 7 月第 2 版。

4.《中草藥驗方選編》，山東人民出版社，1970 年 11 月第 1 版。

5.《中醫內病外治方論大全》，黑龍江人民出版社，1993 年 8 月第 1 版。

6.《實習醫師手冊》，上海科學技術出版社，1985 年 5 月第 1 版。

7.《新編內科診療手冊》，金盾出版社，1987 年 3 月第 1 版。

・法律專欄連載・電腦編號 58

台大法學院　法律學系／策劃
法律服務社／編著

1.	別讓您的權利睡著了 [1]	200 元
2.	別讓您的權利睡著了 [2]	200 元

・武術特輯・電腦編號 10

1.	陳式太極拳入門	馮志強編著	180 元
2.	武式太極拳	郝少如編著	200 元
3.	練功十八法入門	蕭京凌編著	120 元
4.	教門長拳	蕭京凌編著	150 元
5.	跆拳道	蕭京凌編譯	180 元
6.	正傳合氣道	程曉鈴譯	200 元
7.	圖解雙節棍	陳銘遠著	150 元
8.	格鬥空手道	鄭旭旭編著	200 元
9.	實用跆拳道	陳國榮編著	200 元
10.	武術初學指南	李文英、解守德編著	250 元
11.	泰國拳	陳國榮著	180 元
12.	中國式摔跤	黃　斌編著	180 元
13.	太極劍入門	李德印編著	180 元
14.	太極拳運動	運動司編	250 元
15.	太極拳譜	清・王宗岳等著	280 元
16.	散手初學	冷　峰編著	200 元
17.	南拳	朱瑞琪編著	180 元
18.	吳式太極劍	王培生著	200 元
19.	太極拳健身和技擊	王培生著	250 元
20.	秘傳武當八卦掌	狄兆龍著	250 元
21.	太極拳論譚	沈　壽著	250 元
22.	陳式太極拳技擊法	馬　虹著	250 元
23.	二十四式／三十二式 太極 拳／劍	闞桂香著	180 元
24.	楊式秘傳 129 式太極長拳	張楚全著	280 元
25.	楊式太極拳架詳解	林炳堯著	280 元

26.	華佗五禽劍	劉時榮著	180 元
27.	太極拳基礎講座:基本功與簡化 24 式	李德印著	250 元
28.	武式太極拳精華	薛乃印著	200 元
29.	陳式太極拳拳理闡微	馬　虹著	350 元
30.	陳式太極拳體用全書	馬　虹著	400 元
31.	張三豐太極拳	陳占奎著	200 元
32.	中國太極推手	張　山主編	300 元
33.	48 式太極拳入門	門惠豐編著	220 元

・原地太極拳系列・電腦編號 11

1.	原地綜合太極拳 24 式	胡啓賢創編	220 元
2.	原地活步太極拳 42 式	胡啓賢創編	200 元
3.	原地簡化太極拳 24 式	胡啓賢創編	200 元
4.	原地太極拳 12 式	胡啓賢創編	200 元

・道學文化・電腦編號 12

1.	道在養生：道教長壽術	郝　勤等著	250 元
2.	龍虎丹道：道教內丹術	郝　勤著	300 元
3.	天上人間：道教神仙譜系	黃德海著	250 元
4.	步罡踏斗：道教祭禮儀典	張澤洪著	250 元
5.	道醫窺秘：道教醫學康復術	王慶餘等著	250 元
6.	勸善成仙：道教生命倫理	李　剛著	250 元
7.	洞天福地：道教宮觀勝境	沙銘壽著	250 元
8.	青詞碧簫：道教文學藝術	楊光文等著	250 元
9.	沈博絕麗：道教格言精粹	朱耕發等著	250 元

・秘傳占卜系列・電腦編號 14

1.	手相術	淺野八郎著	180 元
2.	人相術	淺野八郎著	180 元
3.	西洋占星術	淺野八郎著	180 元
4.	中國神奇占卜	淺野八郎著	150 元
5.	夢判斷	淺野八郎著	150 元
6.	前世、來世占卜	淺野八郎著	150 元
7.	法國式血型學	淺野八郎著	150 元
8.	靈感、符咒學	淺野八郎著	150 元
9.	紙牌占卜學	淺野八郎著	150 元
10.	ESP 超能力占卜	淺野八郎著	150 元
11.	猶太數的秘術	淺野八郎著	150 元
12.	新心理測驗	淺野八郎著	160 元
13.	塔羅牌預言秘法	淺野八郎著	200 元

・趣味心理講座・電腦編號 15

1.	性格測驗　探索男與女	淺野八郎著	140 元
2.	性格測驗　透視人心奧秘	淺野八郎著	140 元
3.	性格測驗　發現陌生的自己	淺野八郎著	140 元
4.	性格測驗　發現你的真面目	淺野八郎著	140 元
5.	性格測驗　讓你們吃驚	淺野八郎著	140 元
6.	性格測驗　洞穿心理盲點	淺野八郎著	140 元
7.	性格測驗　探索對方心理	淺野八郎著	140 元
8.	性格測驗　由吃認識自己	淺野八郎著	160 元
9.	性格測驗　戀愛知多少	淺野八郎著	160 元
10.	性格測驗　由裝扮瞭解人心	淺野八郎著	160 元
11.	性格測驗　敲開內心玄機	淺野八郎著	140 元
12.	性格測驗　透視你的未來	淺野八郎著	160 元
13.	血型與你的一生	淺野八郎著	160 元
14.	趣味推理遊戲	淺野八郎著	160 元
15.	行爲語言解析	淺野八郎著	160 元

・婦 幼 天 地・電腦編號 16

1.	八萬人減肥成果	黃靜香譯	180 元
2.	三分鐘減肥體操	楊鴻儒譯	150 元
3.	窈窕淑女美髮秘訣	柯素娥譯	130 元
4.	使妳更迷人	成　玉譯	130 元
5.	女性的更年期	官舒妍編譯	160 元
6.	胎內育兒法	李玉瓊編譯	150 元
7.	早產兒袋鼠式護理	唐岱蘭譯	200 元
8.	初次懷孕與生產	婦幼天地編譯組	180 元
9.	初次育兒 12 個月	婦幼天地編譯組	180 元
10.	斷乳食與幼兒食	婦幼天地編譯組	180 元
11.	培養幼兒能力與性向	婦幼天地編譯組	180 元
12.	培養幼兒創造力的玩具與遊戲	婦幼天地編譯組	180 元
13.	幼兒的症狀與疾病	婦幼天地編譯組	180 元
14.	腿部苗條健美法	婦幼天地編譯組	180 元
15.	女性腰痛別忽視	婦幼天地編譯組	150 元
16.	舒展身心體操術	李玉瓊編譯	130 元
17.	三分鐘臉部體操	趙薇妮著	160 元
18.	生動的笑容表情術	趙薇妮著	160 元
19.	心曠神怡減肥法	川津祐介著	130 元
20.	內衣使妳更美麗	陳玄茹譯	130 元
21.	瑜伽美姿美容	黃靜香編著	180 元
22.	高雅女性裝扮學	陳珮玲譯	180 元
23.	蠶糞肌膚美顏法	梨秀子著	160 元

24. 認識妳的身體	李玉瓊譯	160 元
25. 產後恢復苗條體態	居理安・芙萊喬著	200 元
26. 正確護髮美容法	山崎伊久江著	180 元
27. 安琪拉美姿養生學	安琪拉蘭斯博瑞著	180 元
28. 女體性醫學剖析	增田豐著	220 元
29. 懷孕與生產剖析	岡部綾子著	180 元
30. 斷奶後的健康育兒	東城百合子著	220 元
31. 引出孩子幹勁的責罵藝術	多湖輝著	170 元
32. 培養孩子獨立的藝術	多湖輝著	170 元
33. 子宮肌瘤與卵巢囊腫	陳秀琳編著	180 元
34. 下半身減肥法	納他夏・史達賓著	180 元
35. 女性自然美容法	吳雅菁編著	180 元
36. 再也不發胖	池園悅太郎著	170 元
37. 生男生女控制術	中垣勝裕著	220 元
38. 使妳的肌膚更亮麗	楊　皓編著	170 元
39. 臉部輪廓變美	芝崎義夫著	180 元
40. 斑點、皺紋自己治療	高須克彌著	180 元
41. 面皰自己治療	伊藤雄康著	180 元
42. 隨心所欲瘦身冥想法	原久子著	180 元
43. 胎兒革命	鈴木丈織著	180 元
44. NS 磁氣平衡法塑造窈窕奇蹟	古屋和江著	180 元
45. 享瘦從腳開始	山田陽子著	180 元
46. 小改變瘦 4 公斤	宮本裕子著	180 元
47. 軟管減肥瘦身	高橋輝男著	180 元
48. 海藻精神秘美容法	劉名揚編著	180 元
49. 肌膚保養與脫毛	鈴木真理著	180 元
50. 10 天減肥 3 公斤	彤雲編輯組	180 元
51. 穿出自己的品味	西村玲子著	280 元
52. 小孩髮型設計	李芳黛譯	250 元

・青 春 天 地・電腦編號 17

1. A 血型與星座	柯素娥編譯	160 元
2. B 血型與星座	柯素娥編譯	160 元
3. O 血型與星座	柯素娥編譯	160 元
4. AB 血型與星座	柯素娥編譯	120 元
5. 青春期性教室	呂貴嵐編譯	130 元
7. 難解數學破題	宋釗宜編譯	130 元
9. 小論文寫作秘訣	林顯茂編譯	120 元
11.中學生野外遊戲	熊谷康編著	120 元
12.恐怖極短篇	柯素娥編譯	130 元
13.恐怖夜話	小毛驢編譯	130 元
14.恐怖幽默短篇	小毛驢編譯	120 元
15.黑色幽默短篇	小毛驢編譯	120 元

16.靈異怪談　小毛驢編譯　130元
17.錯覺遊戲　小毛驢編著　130元
18.整人遊戲　小毛驢編著　150元
19.有趣的超常識　柯素娥編譯　130元
20.哦！原來如此　林慶旺編譯　130元
21.趣味競賽100種　劉名揚編譯　120元
22.數學謎題入門　宋釗宜編譯　150元
23.數學謎題解析　宋釗宜編譯　150元
24.透視男女心理　林慶旺編譯　120元
25.少女情懷的自白　李桂蘭編譯　120元
26.由兄弟姊妹看命運　李玉瓊編譯　130元
27.趣味的科學魔術　林慶旺編譯　150元
28.趣味的心理實驗室　李燕玲編譯　150元
29.愛與性心理測驗　小毛驢編譯　130元
30.刑案推理解謎　小毛驢編譯　180元
31.偵探常識推理　小毛驢編譯　180元
32.偵探常識解謎　小毛驢編譯　130元
33.偵探推理遊戲　小毛驢編譯　180元
34.趣味的超魔術　廖玉山編著　150元
35.趣味的珍奇發明　柯素娥編著　150元
36.登山用具與技巧　陳瑞菊編著　150元
37.性的漫談　蘇燕謀編著　180元
38.無的漫談　蘇燕謀編著　180元
39.黑色漫談　蘇燕謀編著　180元
40.白色漫談　蘇燕謀編著　180元

・健 康 天 地・電腦編號18

1. 壓力的預防與治療　柯素娥編譯　130元
2. 超科學氣的魔力　柯素娥編譯　130元
3. 尿療法治病的神奇　中尾良一著　130元
4. 鐵證如山的尿療法奇蹟　廖玉山譯　120元
5. 一日斷食健康法　葉慈容編譯　150元
6. 胃部強健法　陳炳崑譯　120元
7. 癌症早期檢查法　廖松濤譯　160元
8. 老人痴呆症防止法　柯素娥編譯　130元
9. 松葉汁健康飲料　陳麗芬編譯　130元
10. 揉肚臍健康法　永井秋夫著　150元
11. 過勞死、猝死的預防　卓秀貞編譯　130元
12. 高血壓治療與飲食　藤山順豐著　180元
13. 老人看護指南　柯素娥編譯　150元
14. 美容外科淺談　楊啓宏著　150元
15. 美容外科新境界　楊啓宏著　150元
16. 鹽是天然的醫生　西英司郎著　140元

17. 年輕十歲不是夢　梁瑞麟譯　200 元
18. 茶料理治百病　桑野和民著　180 元
19. 綠茶治病寶典　桑野和民著　150 元
20. 杜仲茶養顏減肥法　西田博著　170 元
21. 蜂膠驚人療效　瀨長良三郎著　180 元
22. 蜂膠治百病　瀨長良三郎著　180 元
23. 醫藥與生活　鄭炳全著　180 元
24. 鈣長生寶典　落合敏著　180 元
25. 大蒜長生寶典　木下繁太郎著　160 元
26. 居家自我健康檢查　石川恭三著　160 元
27. 永恆的健康人生　李秀鈴譯　200 元
28. 大豆卵磷脂長生寶典　劉雪卿譯　150 元
29. 芳香療法　梁艾琳譯　160 元
30. 醋長生寶典　柯素娥譯　180 元
31. 從星座透視健康　席拉・吉蒂斯著　180 元
32. 愉悅自在保健學　野本二士夫著　160 元
33. 裸睡健康法　丸山淳士等著　160 元
34. 糖尿病預防與治療　藤田順豐著　180 元
35. 維他命長生寶典　菅原明子著　180 元
36. 維他命 C 新效果　鐘文訓編　150 元
37. 手、腳病理按摩　堤芳朗著　160 元
38. AIDS 瞭解與預防　彼得塔歇爾著　180 元
39. 甲殼質殼聚糖健康法　沈永嘉譯　160 元
40. 神經痛預防與治療　木下真男著　160 元
41. 室內身體鍛鍊法　陳炳崑編著　160 元
42. 吃出健康藥膳　劉大器編著　180 元
43. 自我指壓術　蘇燕謀編著　160 元
44. 紅蘿蔔汁斷食療法　李玉瓊編著　150 元
45. 洗心術健康秘法　竺翠萍編譯　170 元
46. 枇杷葉健康療法　柯素娥編譯　180 元
47. 抗衰血癒　楊啓宏著　180 元
48. 與癌搏鬥記　逸見政孝著　180 元
49. 冬蟲夏草長生寶典　高橋義博著　170 元
50. 痔瘡・大腸疾病先端療法　宮島伸宜著　180 元
51. 膠布治癒頑固慢性病　加瀨建造著　180 元
52. 芝麻神奇健康法　小林貞作著　170 元
53. 香煙能防止癡呆？　高田明和著　180 元
54. 穀菜食治癌療法　佐藤成志著　180 元
55. 貼藥健康法　松原英多著　180 元
56. 克服癌症調和道呼吸法　帶津良一著　180 元
57. B 型肝炎預防與治療　野村喜重郎著　180 元
58. 青春永駐養生導引術　早島正雄著　180 元
59. 改變呼吸法創造健康　原久子著　180 元
60. 荷爾蒙平衡養生秘訣　出村博著　180 元

61. 水美肌健康法	井戶勝富著	170 元
62. 認識食物掌握健康	廖梅珠編著	170 元
63. 痛風劇痛消除法	鈴木吉彥著	180 元
64. 酸莖菌驚人療效	上田明彥著	180 元
65. 大豆卵磷脂治現代病	神津健一著	200 元
66. 時辰療法—危險時刻凌晨 4 時	呂建強等著	180 元
67. 自然治癒力提升法	帶津良一著	180 元
68. 巧妙的氣保健法	藤平墨子著	180 元
69. 治癒 C 型肝炎	熊田博光著	180 元
70. 肝臟病預防與治療	劉名揚編著	180 元
71. 腰痛平衡療法	荒井政信著	180 元
72. 根治多汗症、狐臭	稻葉益巳著	220 元
73. 40 歲以後的骨質疏鬆症	沈永嘉譯	180 元
74. 認識中藥	松下一成著	180 元
75. 認識氣的科學	佐佐木茂美著	180 元
76. 我戰勝了癌症	安田伸著	180 元
77. 斑點是身心的危險信號	中野進著	180 元
78. 艾波拉病毒大震撼	玉川重德著	180 元
79. 重新還我黑髮	桑名隆一郎著	180 元
80. 身體節律與健康	林博史著	180 元
81. 生薑治萬病	石原結實著	180 元
82. 靈芝治百病	陳瑞東著	180 元
83. 木炭驚人的威力	大槻彰著	200 元
84. 認識活性氧	井土貴司著	180 元
85. 深海鮫治百病	廖玉山編著	180 元
86. 神奇的蜂王乳	井上丹治著	180 元
87. 卡拉 OK 健腦法	東潔著	180 元
88. 卡拉 OK 健康法	福田伴男著	180 元
89. 醫藥與生活	鄭炳全著	200 元
90. 洋蔥治百病	宮尾興平著	180 元
91. 年輕 10 歲快步健康法	石塚忠雄著	180 元
92. 石榴的驚人神效	岡本順子著	180 元
93. 飲料健康法	白鳥早奈英著	180 元
94. 健康棒體操	劉名揚編譯	180 元
95. 催眠健康法	蕭京凌編著	180 元
96. 鬱金（美王）治百病	水野修一著	180 元
97. 醫藥與生活	鄭炳全著	200 元

・實用女性學講座・電腦編號 19

1. 解讀女性內心世界	島田一男著	150 元
2. 塑造成熟的女性	島田一男著	150 元
3. 女性整體裝扮學	黃靜香編著	180 元
4. 女性應對禮儀	黃靜香編著	180 元

國家圖書館出版品預行編目資料

神奇貼敷療法／安在峰編著
——初版，——臺北市，品冠文化，2001〔民 90〕
面；21 公分，——（傳統民俗療法；5）
ISBN 957-468-052-5 （平裝）
1.民俗醫藥 2.中國醫藥
418.99 89018327

神奇貼敷療法 ISBN 957-468-052-5

編著者／安 在 峰
發行人／蔡 孟 甫
出版者／品冠文化出版社
社　址／台北市北投區（石牌）致遠一路 2 段 12 巷 1 號
電　話／（02）28233123・28236031・28236033
傳　眞／（02）28272069
郵政劃撥／19346241
E-mail ／ dah-jaan @ms 9.tisnet.net.tw
登記證／北市建一字第 227242 號
承印者／國順文具印刷行
裝　訂／嶸興裝訂有限公司
排版者／弘益電腦排版有限公司
初版 1 刷／2001 年（民 90 年）2 月

定價／200 元